"十二五"职业教育国家规划教材
经全国职业教育教材审定委员会审定
全国卫生高等职业教育规划教材辅导教材

供临床医学、护理类及相关专业用

医学遗传学学习指导
—— • 第3版 • ——

主 编 张 涛 吴来春 周长文
副主编 吴白燕 周好乐
主 审 柳家英

编 委（按姓名汉语拼音排序）

陈利荣 （山西医科大学汾阳学院） 吴白燕 （北京大学医学部）
高建华 （江西医学高等专科学校） 吴来春 （江西医学高等专科学校）
霍春月 （首都医科大学） 张 涛 （北京大学医学部）
李秀梅 （河北工程大学医学院） 赵春艳 （哈尔滨医科大学大庆校区）
梁红业 （北京大学医学部） 周长文 （菏泽医学专科学校）
柳家英 （北京大学医学部） 周好乐 （内蒙古医科大学）
吴 丹 （北京大学医学部）

北京大学医学出版社

YIXUE YICHUANXUE XUEXI ZHIDAO

图书在版编目（CIP）数据

医学遗传学学习指导/张涛，吴来春，周长文主编．—3版．—北京：北京大学医学出版社，2015.7

ISBN 978-7-5659-0805-7

Ⅰ.①医… Ⅱ.①张… ②吴… ③周… Ⅲ.①医学遗传学－高等职业教育－教材 Ⅳ.①R394

中国版本图书馆CIP数据核字（2014）第053065号

医学遗传学学习指导（第3版）

主　　编：张　涛　吴来春　周长文
出版发行：北京大学医学出版社
地　　址：（100191）北京市海淀区学院路38号 北京大学医学部院内
电　　话：发行部 010-82802230；图书邮购 010-82802495
网　　址：http://www.pumpress.com.cn
E-mail：booksale@bjmu.edu.cn
印　　刷：北京瑞达方舟印务有限公司
经　　销：新华书店
责任编辑：张彩虹　　责任校对：金彤文　　责任印制：李　啸
开　　本：787mm×1092mm 1/16　印张：8　字数：202千字
版　　次：1998年12月第1版 2015年7月第3版 2015年7月第1次印刷
书　　号：ISBN 978-7-5659-0805-7
定　　价：18.00元

版权所有，违者必究

（凡属质量问题请与本社发行部联系退换）

全国卫生高等职业教育规划教材辅导教材编写说明

本套学习指导是全国卫生高等职业教育规划教材的配套辅导教材。编写目的是便于学生理解和掌握主教材知识，提高实训实践能力，可作为相应课程的学习辅助用书、专升本考试复习资料、国家执业助理医师及护士执业资格考试的备考用书。

学习指导按照相应主教材章节顺序编排，每章（节）均包含测试题、参考答案。其中测试题涵盖教材主要知识点，同时紧扣执业助理医师、护士执业资格考试大纲，力求贴近执业资格考试的题型及试题比例。参考答案提供答题要点及思路，旨在提高学生的自主学习和自查自测能力。

书后附两套模拟试卷及参考答案。试题兼顾各章重点内容，题型覆盖日常考查、考试的常见题型，以及专升本考试、执业资格考试题型，便于学生自我检验学习效果，熟悉考试题型，明确考核的具体要求。

第 3 版前言

医学遗传学是现代医学领域中发展迅速的前沿学科之一。它已经渗透到基础医学、预防医学及临床各学科之中。在现代医学教育中，医学遗传学已成为一门重要的医学必修课程。

本书是"十二五"职业教育国家规划教材《医学遗传学》的配套辅导教材，内容包括各章相关的测试题及参考答案，书末附两套模拟试卷及参考答案，目的是帮助学生通过自学和自测，更好地掌握医学遗传学的核心内容，但学习过程应结合主教材的相关内容，以便加强理解和记忆，保证知识结构的系统和完整。各章要求只是定位于高等职业教育层次，在用于其他层次教学时，要求应酌情调整，以便与各自的教学目标相匹配。

本辅导教材的使用定位于医学高等职业教育、成人教育医学专科、成人教育医科专升本等学生，也可供医学本科学生和医学遗传学的从业者参考。

本辅导教材是在第 2 版编委工作的基础上，多所院校一线骨干教师辛勤劳动的结晶，编写过程中得到第 1 版主编北京大学医学部柳家英教授的精心指导和北京大学医学出版社的大力支持，特此表示衷心感谢。

由于编者水平所限及编写过程匆忙，欠妥之处在所难免，真诚期待同行专家及师生们指正，以便我们更正和完善。

张 涛

目录

第一章　绪论 …………………………… (1)
　　测试题 ………………………………… (1)
　　参考答案 ……………………………… (2)
第二章　遗传的分子基础 ……………… (5)
　　测试题 ………………………………… (5)
　　参考答案 ……………………………… (9)
第三章　遗传的细胞基础 ……………… (13)
　　测试题 ………………………………… (13)
　　参考答案 ……………………………… (19)
第四章　染色体畸变与染色体病 ……… (27)
　　测试题 ………………………………… (27)
　　参考答案 ……………………………… (32)
第五章　单基因病 ……………………… (36)
　　测试题 ………………………………… (36)
　　参考答案 ……………………………… (44)
第六章　多基因病 ……………………… (49)
　　测试题 ………………………………… (49)
　　参考答案 ……………………………… (54)
第七章　分子病与遗传性酶病 ………… (57)
　　测试题 ………………………………… (57)
　　参考答案 ……………………………… (62)
第八章　线粒体遗传病 ………………… (66)
　　测试题 ………………………………… (66)
　　参考答案 ……………………………… (70)
第九章　群体遗传学 …………………… (73)
　　测试题 ………………………………… (73)
　　参考答案 ……………………………… (80)
第十章　药物遗传学 …………………… (84)
　　测试题 ………………………………… (84)
　　参考答案 ……………………………… (85)
第十一章　肿瘤遗传学 ………………… (88)
　　测试题 ………………………………… (88)
　　参考答案 ……………………………… (92)
第十二章　遗传病的诊断和治疗 ……… (95)
　　测试题 ………………………………… (95)
　　参考答案 ……………………………… (98)
第十三章　遗传病的预防 ……………… (100)
　　测试题 ………………………………… (100)
　　参考答案 ……………………………… (103)
模拟试卷及参考答案 …………………… (106)
　　模拟试卷(一) ………………………… (106)
　　参考答案 ……………………………… (109)
　　模拟试卷(二) ………………………… (112)
　　参考答案 ……………………………… (115)

第一章 绪 论

测 试 题

一、名词解释

1. 医学遗传学
2. 遗传病
3. 家族性疾病
4. 先天性疾病
5. 体细胞遗传病
6. 细胞遗传学
7. 生化遗传学
8. 分子遗传学
9. 群体遗传学
10. 临床遗传学

二、填空题

1. 由于染色体数目或结构异常（畸变）所导致的疾病称为_____。
2. 导致染色体病的原因可能是染色体_____或_____异常。
3. 染色体病分为_____和_____两大类。
4. 由于染色体上单个基因或一对等位基因发生突变所引起的疾病称为_____。
5. 遗传病是_____因素和_____因素共同作用所导致。
6. 婴儿出生时即已发生的疾病或发育异常，称为_____。
7. 具有家族聚集现象，在一个家庭或家族中多个成员患同一种疾病，该疾病称为_____。
8. 多基因病是指由两对或两对以上基因和_____共同作用所导致的疾病。
9. 由于线粒体基因突变导致的疾病称为_____。这类病表现为_____遗传方式。
10. 体细胞中遗传物质的突变导致的疾病称为_____。

三、选择题

（一）单选题

1. 染色体畸变所导致的疾病称为
   A. 染色体病
   B. 单基因病
   C. 多基因病
   D. 体细胞遗传病
   E. 线粒体病

2. 受一对等位基因控制的疾病称为
   A. 染色体病
   B. 单基因病
   C. 多基因病

   D. 体细胞遗传病
   E. 线粒体病

3. 由多对基因（两对或两对以上）与环境因素共同作用所致的疾病称为
   A. 染色体病
   B. 单基因病
   C. 多基因病
   D. 体细胞遗传病
   E. 线粒体病

4. 线粒体 DNA（mtDNA）基因突变导致的疾病称为

    A. 染色体病
    B. 单基因病
    C. 多基因病
    D. 体细胞遗传病
    E. 线粒体病
5. 体细胞中遗传物质改变导致的疾病称为
    A. 染色体病
    B. 单基因病
    C. 多基因病
    D. 体细胞遗传病
    E. 线粒体病
6. 家族性疾病是指
    A. 遗传性疾病
    B. 非遗传性疾病
    C. 先天畸形
    D. 出生后即表现出来的疾病
    E. 具有家族聚集现象的疾病

(二) 多选题
1. 遗传病的发生涉及
    A. 基因
    B. 染色体
    C. DNA
    D. 糖
    E. 环境因素
2. 先天性疾病是指
    A. 遗传性疾病
    B. 非遗传性疾病
    C. 先天畸形
    D. 出生后即表现出来的疾病
    E. 家族性疾病
3. 染色体病包括
    A. 常染色体连锁遗传病
    B. 性染色体连锁遗传病
    C. 常染色体综合征
    D. 性染色体综合征
    E. Y连锁遗传病
4. 遗传病包括
    A. 先天性疾病
    B. 染色体病
    C. 家族性疾病
    D. 线粒体病
    E. 基因病

四、问答题

1. 何谓遗传病？遗传病有哪些主要类型？
2. 简述单基因病的主要类型。
3. 试述遗传病与先天性疾病和家族性疾病的关系。

参 考 答 案

一、名词解释

1. 医学遗传学是一门研究遗传病的发病机制、遗传规律、诊断、治疗和预防的科学。
2. 遗传病是遗传物质发生改变所导致的疾病。
3. 家族性疾病是具有家族聚集现象的疾病，即在一个家庭或家族中多个成员患同一种疾病，分为遗传性和非遗传性两种类型。
4. 先天性疾病是指出生后即表现出来的疾病，分为遗传性和非遗传性两种类型。
5. 体细胞遗传病是指由于体细胞中遗传物质改变所导致的疾病。这类遗传病一般不向后代垂直传递。
6. 细胞遗传学主要研究细胞中染色体的结构和功能、行为规律及遗传机制。医学细胞遗传学则主要研究人类染色体的数目和结构异常即染色体畸变与疾病的关系。

7. 生化遗传学应用生物化学的理论和方法研究遗传病中的遗传物质改变以及相应的蛋白质或酶的变化。医学生化遗传学主要研究基因突变导致的分子病和遗传性酶病等。

8. 分子遗传学应用现代分子生物学理论和技术，研究遗传和变异的分子机制。医学分子遗传学主要从DNA水平研究致病基因的结构、突变、表达和调控等，为遗传病的基因诊断、基因治疗等提供新的策略和手段。

9. 群体遗传学研究群体的遗传结构及其演变规律。医学群体遗传学主要研究人类群体中各种遗传病的发病率、传递方式、致病基因频率、携带者频率、突变率及影响因素、控制遗传病在人群中的流行。

10. 临床遗传学是医学遗传学在临床中的应用。其内容主要包括遗传病的诊断、预防和治疗。

二、填空题

1. 染色体病
2. 结构　数目
3. 常染色体病（综合征）　性染色体病（综合征）
4. 单基因病
5. 遗传　环境
6. 先天性疾病
7. 家族性疾病
8. 环境因素
9. 线粒体病　母系
10. 体细胞遗传病

三、选择题

（一）单选题
1. A　　2. B　　3. C　　4. E　　5. D　　6. E
（二）多选题
1. ABCE　　2. CD　　3. CD　　4. BDE

四、问答题

1. 遗传病是遗传物质改变所导致的疾病。不管是核内遗传物质DNA分子改变，还是线粒体内mtDNA分子的改变，均可引起遗传病。遗传物质的改变可以发生在生殖细胞或受精卵，也可以发生在体细胞内。通常，遗传病具有垂直传递的特征。遗传病主要类型有：①染色体病；②单基因病；③多基因病；④线粒体病；⑤体细胞遗传病。

2. 单基因病可分成常染色体连锁遗传病、性染色体连锁遗传病和线粒体遗传病三大类。常染色体连锁遗传病又可分为常染色体显性遗传病和常染色体隐性遗传病；性染色体连锁遗传病又可分为X连锁显性遗传病、X连锁隐性遗传病和Y连锁遗传病。

3. 遗传病是遗传物质发生改变所导致的疾病。通常，遗传病具有垂直传递的特征。先天性疾病是指出生后即表现出来的疾病，分为遗传性和非遗传性两种类型。遗传性的先天疾病是遗传病，是遗传物质发生改变所致。非遗传性的先天性疾病是由于环境因素作用所致，不是遗传病。另一方面，并非所有的遗传病都表现为先天性疾病，有些遗传病在出生时并无症状，需发育到一定年龄时才发病。家族性疾病是指具有家族聚集现象的疾病。家族性疾病的发生也分为遗传性和非遗传性两种类型。显性遗传病的家族聚集现象明显，但是家族性疾病并不一定都是遗传病，如家庭中多个成员患某种传染病，不涉及遗传物质改变，主要由共同生活环境造成。另一方面，某些遗传病特别是隐性遗传病只有致病基因纯合时才发病，故表现为散发性，即一个家庭中通常只有一个人发病而无明显家族史。

综上所述：① 遗传病具有遗传性；② 遗传病多是先天性疾病；③ 遗传病往往表现为家族性疾病；④ 遗传病并非完全等同于先天性疾病或家族性疾病。

（张　涛）

第二章 遗传的分子基础

测 试 题

一、名词解释

1. 基因
2. 结构基因
3. 外显子
4. 调控基因
5. 断裂基因
6. 基因组
7. 复制子
8. 半不连续复制
9. 半保留复制
10. 基因表达
11. 转录
12. 翻译
13. 基因突变
14. 同义突变
15. 错义突变
16. 无义突变
17. 移码突变
18. 整码突变
19. 动态突变
20. 切除修复

二、填空题

1. DNA 的组成单位是_____，后者由_____、_____和_____组成。
2. DNA 和 RNA 的共有碱基是_____、_____和_____。
3. 双链 DNA 中，碱基对 A 和 T 之间形成的氢键数目是_____，G 和 C 之间形成的氢键数目是_____。
4. 基因的化学本质是_____。
5. 人类基因根据其功能不同可分成_____和_____。
6. 人类基因组包括_____基因组和_____基因组，人类 DNA 中的重复序列、多基因家族主要存在于_____基因组。
7. 人类线粒体 DNA 结构为_____，它含有_____个基因，表现为_____遗传方式。
8. 遗传密码具有_____、_____和_____的特性。
9. DNA 的复制方式是_____。
10. 基因表达包括_____和_____两个过程。
11. "中心法则"表示生物体内_____的传递或流动规律。
12. mRNA 的成熟包括_____、_____和_____等过程。
13. 蛋白质合成中不可缺少的四个步骤是_____、_____、_____和_____。
14. 基因突变具有_____、_____、_____、_____和_____等基本特性。
15. 碱基替换可导致_____、_____、_____和_____等突变类型。
16. 基因中密码子之间出现几个密码子的插入或丢失，称为_____突变。

17. 基因中核苷酸上插入或丢失一两个碱基时，可导致_____突变。
18. DNA损伤修复的方式主要有_____、_____和_____。
19. 基因突变可导致蛋白质发生_____或_____变化。
20. 基因突变的表型效应包括_____、_____和_____。

三、选择题

(一) 单选题

1. 肺炎链球菌转化实验证实遗传物质是
   A. 多糖
   B. 蛋白质
   C. RNA
   D. DNA
   E. 脂类

2. DNA分子中脱氧核糖核苷酸之间连接的化学键是
   A. 离子键
   B. 氢键
   C. 糖苷键
   D. 磷酸二酯键
   E. 高能磷酸键

3. 遗传密码子是指
   A. DNA分子中的三个随机的碱基顺序
   B. rRNA分子中的三个随机的碱基顺序
   C. tRNA分子中密码环上的三个碱基顺序
   D. mRNA分子中的三个随机的碱基顺序
   E. mRNA分子中的三个相邻的碱基顺序

4. 基因表达时，遗传信息的流动方向和主要过程是
   A. RNA→DNA→蛋白质
   B. hnRNA→mRNA→蛋白质
   C. DNA→tRNA→蛋白质
   D. DNA→mRNA→蛋白质
   E. DNA←RNA→蛋白质

5. mRNA分子上的蛋白质合成的起始密码是
   A. AGU
   B. UAG
   C. AUG
   D. UAA
   E. GAU

6. 哪两位科学家于1953年提出DNA双螺旋结构，标志着分子遗传学的开始
   A. Jacob 和 Monod
   B. Watson 和 Crick
   C. Khorana 和 Holley
   D. Avery 和 Mcleod
   E. Arber 和 Smith

7. 真核细胞中的RNA来源于
   A. DNA复制
   B. DNA裂化
   C. DNA转化
   D. DNA转录
   E. DNA翻译

8. 遗传密码表中的遗传密码常以哪种核酸分子的核苷酸三联体表示
   A. DNA
   B. RNA
   C. tRNA
   D. mRNA
   E. rRNA

9. 断裂基因转录的正确过程是
   A. 基因→mRNA
   B. 基因→hnRNA→剪接→mRNA
   C. 基因→hnRNA→戴帽和加尾→mRNA
   D. 基因→前mRNA→hnRNA→mRNA
   E. 基因→前mRNA→剪接、戴帽和加尾→mRNA

10. mRNA 的成熟过程剪切掉
    A. 侧翼序列
    B. 内含子对应序列
    C. 外显子对应序列
    D. 前导序列
    E. 尾部序列
11. 在蛋白质合成中，mRNA 的主要功能是
    A. 串联核糖体
    B. 激活 tRNA
    C. 合成模板
    D. 识别氨基酸
    E. 延伸肽链
12. DNA 的遗传信息传递到蛋白质，中间经过
    A. tRNA
    B. DNA
    C. rRNA
    D. mRNA
    E. 外显子
13. 下列碱基替换中，哪组属于转换
    A. A←→C
    B. A←→T
    C. T←→C
    D. G←→T
    E. G←→C
14. 下列碱基替换中，哪组属于颠换
    A. G←→T
    B. A←→G
    C. T←→C
    D. C←→U
    E. T←→U
15. 基因中插入或丢失一或两个碱基会导致
    A. 变化点所在密码子的改变
    B. 变化点以前的密码子改变
    C. 变化点以及以后的密码子改变
    D. 变化点前后的几个密码子改变
    E. 基因的全部密码子改变
16. 某基因表达的多肽中，发现一个氨基酸异常，该基因突变的方式是
    A. 移码突变
    B. 整码突变
    C. 无义突变
    D. 同义突变
    E. 错义突变

(二) 多选题
1. 下列哪些是生命有机体的遗传物质
    A. DNA
    B. RNA
    C. 碱基
    D. 蛋白质
    E. 脂类
2. DNA 复制过程的特点有
    A. 互补性
    B. 半保留性
    C. 反向平行性
    D. 不连续性
    E. 子链合成的方向为 $3' \rightarrow 5'$
3. 启动子包括
    A. TATA 框
    B. CTCT 框
    C. CAAT 框
    D. GC 框
    E. CG 框
4. 在 DNA 分子中碱基数量的分布是
    A. $A+T=G=C$
    B. $A/T=C/G$
    C. $A/C=G/T$
    D. $A+G=T+C$
    E. $A=G$
5. hnRNA 的修饰、加工过程包括
    A. 戴帽（$5'$ 端加 m^7Gppp）
    B. 加尾（$3'$ 端加 polyA）
    C. 切除内含子，拼接外显子
    D. 在细胞质中进行加工、修饰
    E. α、β 螺旋
6. 结构基因的侧翼序列包括
    A. TATA 框
    B. 增强子

C. poly A 序列
D. 终止子
E. CAAT 框

7. DNA 复制中，后随链复制的特点是
   A. 不连续复制
   B. 复制速度快
   C. 需沿 5′→3′方向合成冈崎片段
   D. 需要引物
   E. 合成完成较晚

8. 人类基因遗传密码的正确描述是
   A. 遗传密码的通用性是相对的
   B. 线粒体 DNA 遗传密码与通用密码完全不同
   C. 几种遗传密码可编码同一种氨基酸
   D. 遗传密码的兼并性有利于保持物种的稳定
   E. DNA 的脱氧核苷酸长链上任意 3 个碱基都可以构成一个密码子

9. 基因按其功能分类的是
   A. 结构基因
   B. 调控基因
   C. rRNA 基因
   D. tRNA 基因
   E. 融合基因

10. 下列碱基替换哪些为颠换
    A. A→G
    B. T→G
    C. A→T
    D. C→G
    E. C→T

11. 点突变中的碱基替换突变包括
    A. 同义突变
    B. 错义突变
    C. 无义突变
    D. 移码突变
    E. 中性突变

12. 哪几种 RNA 分子参与了蛋白质的合成过程
    A. rRNA
    B. snRNA
    C. hnRNA
    D. mRNA
    E. tRNA

13. 基因突变的一般特征为
    A. 重复性
    B. 可逆性
    C. 多向性
    D. 稀有性
    E. 有利性和有害性

14. 可能致病的基因突变是
    A. 碱基替换突变
    B. 动态突变
    C. 终止密码突变
    D. 同义突变
    E. 移码突变

四、问答题

1. 简述基因的概念及分类。
2. 简述人类结构基因的特点。
3. 简述 DNA 双螺旋结构的特点。
4. 基因有哪些生物学功能？
5. 试述 DNA 的半保留复制。
6. 简述中心法则的主要内容。
7. 何谓转录？简述其过程及特点。
8. 何谓基因突变？有哪些主要类型？基因突变引起哪些后果？
9. 简述 DNA 的切除修复过程。
10. 简述 DNA 的重组修复过程。

参 考 答 案

一、名词解释

1. 基因是特定的 DNA 片段，带有遗传信息，可通过控制细胞内 RNA 和蛋白质（酶）的合成，进而决定生物的遗传性状。

2. 结构基因是指能决定蛋白质或酶分子结构的基因。

3. 外显子是 DNA 分子上基因中的编码序列。

4. 调控基因是指可调节控制基因表达的基因。

5. 断裂基因是指编码序列不连续，被非编码序列分隔成嵌合排列的断裂形式的基因，如人类的结构基因。

6. 基因组是指生物成熟生殖细胞（单倍体细胞）DNA 分子上的全部基因总和。

7. DNA 复制起始点和两侧的复制叉共同构成的一个复制单位称为复制子。

8. DNA 复制时，前导链的复制是连续的，后随链的复制是不连续的，这称为半不连续复制。

9. DNA 复制时，DNA 双螺旋解开，暴露出单链模板，按照碱基互补原则，以每条母链为模板，互补合成一条新链，复制后的 DNA 分子碱基顺序与复制前的 DNA 分子相同，并且含有一条母链和一条子链，DNA 分子的这种复制方式称为半保留复制。

10. 基因表达是指储存在基因中的遗传信息通过转录和翻译，转变成蛋白质或酶分子，形成生物特定性状的过程。

11. 转录是指以 DNA 为模板，在 RNA 聚合酶作用下，合成 RNA 的过程。

12. 翻译是指在 mRNA 指导下的蛋白质生物合成过程。

13. 基因突变是指基因组的 DNA 分子在结构上发生碱基对的组成或排列顺序的改变。

14. 碱基替换使某一密码子发生改变，但改变前后的密码子都编码同一种氨基酸，实质上并不发生突变效应，称为同义突变。

15. 碱基替换导致改变后的密码子编码另一种氨基酸，结果使多肽链氨基酸种类和顺序发生改变，产生异常的蛋白质分子，称为错义突变。

16. 碱基替换使原来某一个氨基酸编码的密码子变成终止密码子，导致多肽链合成提前终止，这类突变使多肽链变短，产生无生物活性的多肽链，称为无义突变。

17. 移码突变是指 DNA 链上插入或丢失一、两个或多个碱基时，引起变化点下游的碱基发生位移，密码子重新组合，导致变化点以后多肽链的氨基酸种类和顺序发生改变。

18. 整码突变是指 DNA 链上密码子之间插入或丢失一个或几个密码子，导致多肽链增加或减少了一个或几个氨基酸，但变化点前后的氨基酸不变。

19. 动态突变是指在基因组中串联重复的三核苷酸序列随着世代的传递而拷贝数逐代增加的突变方式。

20. 切除修复是指核酸内切酶首先识别 DNA 损伤部位，并在 5′端作一切口，然后核酸外切酶从 5′端至 3′端方向切除损伤的 DNA 单链，同时在 DNA 聚合酶的作用下，以损伤的互补链为模板合成新的 DNA 单链，最后 DNA 连接酶将新合成的 DNA 单链与原有的单链以磷酸酯键连接而完成修复的过程。

二、填空题

1. 脱氧核糖核酸　脱氧核糖　磷酸　含氮碱基
2. 腺嘌呤　鸟嘌呤　胞嘧啶
3. 2　3
4. DNA
5. 结构基因　调控基因
6. 核　线粒体　核
7. 双链环状　37　母系
8. 普遍性　兼并性　方向性
9. 半保留复制
10. 转录　翻译
11. 遗传信息
12. 剪接　戴"帽"　加"尾"
13. 氨基酰-tRNA形成　肽链合成起始　肽链延长　肽链合成终止
14. 稀有性　多向性　有害性　可逆性　重复性　随机性
15. 同义突变　错义突变　无义突变　终止密码突变
16. 整码
17. 移码
18. 光修复　切除修复　重组修复
19. 结构　数量
20. 有害　中性　有利

三、选择题

(一) 单选题

1. D　2. D　3. E　4. D　5. C　6. B　7. D　8. D　9. E
10. B　11. C　12. D　13. C　14. A　15. C　16. E

(二) 多选题

1. AB　2. ABCD　3. ACD　4. BD　5. ABC　6. ABDE　7. ACDE　8. ACD
9. ABCD　10. BCD　11. ABC　12. ADE　13. ABCDE　14. ABCE

四、问答题

1. 基因是DNA分子中含有特定遗传信息的一段核苷酸序列，是遗传物质的基本功能单位。对于编码蛋白质的结构基因来说，基因是决定一条多肽链的特定DNA片段。

根据其是否具有转录和翻译功能可以把基因分为三类。第一类是编码蛋白质的基因，它具有转录和翻译的功能，包括编码酶和结构蛋白的结构基因以及编码阻遏蛋白的调节基因。第二类是只有转录功能而没有翻译功能的基因，包括tRNA基因和rRNA基因。第三类是不转录的基因，它对基因表达起调节控制作用，包括启动基因和操纵基因。启动基因和操纵基因有时被统称为控制基因。基因不仅是一个遗传物质在上下代之间传递的基本单位，也是一个功能上的独立单位。

2. 人类结构基因的编码序列是不连续的，被非编码序列所分隔，形成嵌合排列的断裂形式，是典型的断裂基因。人类结构基因可分为：①编码区，包括外显子和内含子；②侧翼序列，位于编码区两侧，包括编码区上游（5'端）的启动子、增强子和下游（3'端）的终止子等以及前导区和尾部区，后两者分别为编码区外侧5'端和3'端的可转录的非翻译区。

3. DNA分子是由两条反向平行的脱氧核苷酸链围绕同一中心轴构成的右手螺旋结构。两条链以脱氧核糖和磷酸形成的长链为基本骨架，双链上的碱基位于螺旋的内侧，G与C配对，A与T配对，彼此由氢键相连。两链的方向由核苷酸之间的3',5'-磷酸二酯键走向决定，一条链为5'→3'，另一条链为3'→5'。

4. 基因主要有三大功能：①遗传信息的储存：DNA分子中的核苷酸序列储存着极为丰富的遗传信息。基因的编码序列中相邻的三个核苷酸构成一个三联体遗传密码子，决定多肽链上的一个氨基酸。②遗传信息的复制：基因及其携带的遗传信息可伴随着DNA的复制而复制。复制后，遗传信息随着细胞的分裂传递给子细胞。③遗传信息的表达：基因中储存的遗传信息，可以通过转录传递给mRNA，后者通过翻译指导蛋白质的合成，进而决定生物的各种性状。

5. DNA的半保留复制发生在细胞周期的S期（DNA合成期）。首先，解旋酶松弛DNA超螺旋结构，解链酶解开DNA双链。然后，两条单链各自作为模板，在引物酶的催化下，以游离的三磷酸核苷酸为原料，先在复制起始部位结合上互补的RNA引物，随后在DNA聚合酶和DNA连接酶作用下，利用三磷酸脱氧核苷酸为原料，按碱基互补原则在引物3'端后逐步合成新的DNA互补链。最后，RNA引物被核酸酶切掉，DNA新链向5'端合成并补上引物缺口，新合成的两条互补链与各自的模板链并列盘绕，形成稳定的DNA双螺旋结构。这样形成的子代DNA分子中，一条单链来自亲代，另一条链是新合成的，故称半保留复制。

6. 中心法则阐明了从DNA到蛋白质的遗传信息流向和过程。现代的中心法则认为：①遗传信息包含在DNA的碱基顺序中，通过DNA的复制使其代代相传；②DNA遗传信息通过转录传递给mRNA分子，再通过mRNA把分子中的遗传信息"解读"（翻译）为多肽链上的氨基酸顺序；③遗传信息的传递可以由DNA到DNA，DNA到RNA，RNA到DNA，RNA到蛋白质，遗传信息一旦进入蛋白质就不能再传出。

7. 转录是以DNA为模板，在RNA聚合酶作用下合成RNA的过程。真核生物及人类的转录过程主要在细胞核中进行。首先，在有关酶的作用下，细胞核中DNA的局部双链解旋，然后以其中一条DNA链作为RNA合成的模板链，按碱基互补配对原则（RNA中以U代替T，与DNA的A配对），以三磷酸核苷酸ATP、GTP、CTP、和UTP为原料，在RNA聚合酶催化下合成出一条单链的RNA，RNA合成过程中的延伸方向为5'→3'。在含有许多基因的DNA双链中，各个基因的模板链并非全是同一条链，即转录具有不对称性。

8. 基因组DNA分子中的碱基对的组成或排列顺序的改变称基因突变。基因突变的主要类型有碱基替换、移码突变、整码突变和动态突变等。基因突变可直接引起其编码的蛋白质发生质和量的改变，进而导致表型变异：①轻微而无害的突变，可造成正常人体生物化学组成的遗传学差异；如蛋白质的多肽现象；②严重而有害的突变，可引起分子病、遗传性酶病或产生遗传易感性。

9. 切除修复是一个多步骤的酶促反应过程，是高等真核生物的主要修复方式。首先，核酸内切酶特异识别DNA损伤部位，并在5'端剪一个缺口，然后，核酸外切酶从5'端至3'

端方向切除受损的 DNA 单链。同时，在 DNA 聚合酶作用下以受损单链的互补链为模板合成新的 DNA 单链。最后，DNA 连接酶将新合成的 DNA 单链与原有的单链以磷酸二酯键相连接而完成修复。

10. 重组修复又称复制后修复，也是高等生物的主要修复方式。含有嘧啶二聚体等结构损伤的 DNA 进行修复时，子链中与损伤部位相对应处出现缺口，在这种损伤诱导产生的重组蛋白作用下，完整的母链与有缺口的子链发生重组，从母链来的核苷酸片段修补了子链上的缺口。重组后母链的缺口可通过 DNA 聚合酶作用，以对侧子链为模板，合成单链 DNA 片段来填补，随后在 DNA 连接酶的作用下，以磷酸二酯键使新片段与旧链连接而完成修复。

（周长文）

第三章 遗传的细胞基础

测 试 题

一、名词解释

1. 细胞膜
2. 细胞核
3. 细胞质
4. 细胞周期
5. 有丝分裂
6. 减数分裂
7. 联会
8. 常染色质
9. 异染色质
10. X染色质
11. 染色体
12. 主缢痕
13. 随体
14. 动粒
15. 端粒
16. 同源染色体
17. 姐妹染色单体
18. 染色体组
19. 二倍体
20. 单倍体
21. 核型

二、填空题

1. 细胞核是由_____、_____、_____和_____等部分构成。
2. 细胞中大分子物质进出细胞核的通道是_____。
3. 核膜由_____层膜组成，其_____层膜与_____膜相连，从而加强了_____与_____在生命活动过程中的联系。
4. 细胞核的生理功能是_____的场所，是细胞_____和_____的控制中心。
5. 一个细胞周期包括两个阶段：_____和_____，通常_____期所经历的时间较长。
6. 人的皮肤受伤后，伤口处细胞分裂使伤口愈合，这种细胞分裂方式是_____。
7. 辨认染色体数目和形态最好的时期是_____。
8. 减数分裂中，染色体数目减半发生在_____期。
9. 细胞有丝分裂过程中，DNA加倍、染色体加倍、细胞核加倍分别发生在_____期、_____期、_____期。
10. 真核细胞由_____、_____、_____三部分组成。
11. _____和_____是遗传物质在细胞周期的不同时期中所表现的两种不同存在形式。
12. 染色质和染色体是由_____、_____、_____及少量_____组成的，是_____的载体。

13. 染色质的基本结构单位是_____。
14. 由核小体串连成的念珠状纤维进行螺旋盘绕，形成一中空的直径为30nm的_____，为染色质的_____级结构。
15. 人类的一个基因组DNA含有_____个碱基对。
16. 从核小体到螺线管DNA长度被压缩至_____。
17. 染色质包装的结构模型主要有_____和_____。
18. 染色质可分为_____和_____两种。
19. 异染色质可分为_____和_____两种。
20. 性染色质包括_____和_____两种。
21. 正常女性个体间期细胞核中的X染色质是由分裂期细胞中一条_____异固缩失活而成。
22. 正常男性个体间期细胞核中的Y染色质是由分裂期细胞中_____形成。
23. 人类体细胞有丝分裂中期的一条染色体由两条_____构成，彼此互称为_____。
24. 着丝粒可将染色体分为_____和_____。
25. 着丝粒处染色体凹陷缩窄称为_____。
26. 根据Denver体制，将X染色体列入_____。
27. 人类D、G组染色体短臂末端可见球形的结构，称为_____。
28. 染色体端粒位于_____，对_____起着重要的作用。
29. 47，XXY男性个体的间期细胞核中具有_____个X染色质和_____个Y染色质。
30. 45，X和47，XXX的女性个体的间期细胞核中具有_____个和_____个X染色质。
31. 根据染色体_____位置的不同，可将人类染色体分为_____类，分别为_____、_____和_____着丝粒染色体。
32. 人类体细胞中染色体的数目为_____条，称为_____，以_____表示。
33. 人类生殖细胞（配子）中染色体数目为_____条，称为_____，以_____表示。
34. 在真核生物中，一个正常生殖细胞（配子）中所含的全部染色体称为一个_____，其中所含的全部基因称为一个_____。
35. 染色体的数目是_____的重要标志之一。
36. 对一个体细胞中的全部染色体进行数目、形态特征的分析称为_____。
37. 界标包括_____、_____、_____。
38. 人类非显带核型分析中，主要根据_____和_____进行染色体配对、分组排列。
39. 人体细胞23对染色体中，22对为男女所共有，称为_____，共分_____组。另一对随男女性别而异，称为_____。
40. 在正常人类非显带核型中，可在组内进行各号染色体鉴别的是_____组和_____组染色体。
41. 正常人类女性核型描述为_____。正常人类男性核型描述为_____。

42. 染色体显带技术可分为_____显带技术和_____显带技术两大类。
43. Q 显带、G 显带、R 显带为_____显带技术。
44. Xq27 和 1p36.3 分别代表_____和_____。
45. 非显带染色体核型描述的内容包括_____总数和_____两部分。
46. DNA 分子的复制发生在细胞间期的_____期。
47. 在减数分裂Ⅰ中，同源染色体分离，分别进入不同子细胞，是_____的细胞学基础。
48. 在减数分裂Ⅰ中，非同源染色体之间随机组合进入子细胞，是_____的细胞学基础。
49. 联会的结果是每对染色体形成一个紧密相伴的_____，人体细胞23对染色体形成_____二价体。
50. 人类精子和卵细胞的发生都要经过_____期、_____期和_____期。精子的形成还要经过_____期。
51. 减数分裂前期Ⅰ可分为_____个时期，分别为_____、_____、_____、_____、_____。
52. 一个初级精母细胞经成熟期后形成_____个精细胞，一个初级卵母细胞经成熟期后形成_____个卵细胞。
53. 人类初级卵母细胞和次级卵母细胞中的染色体数目分别为_____条和_____条。
54. 人类初级精母细胞和次级精母细胞中染色单体的数目分别为_____条和_____条。

三、选择题

(一) 单选题

1. 关于细胞膜的叙述，不正确的是
   A. 细胞膜主要由脂质和蛋白质组成
   B. 不同功能的细胞，其细胞膜上蛋白质的种类和数量相同
   C. 组成细胞膜的脂质中，磷脂最丰富
   D. 癌细胞的恶性增殖和转移与癌细胞膜成分的改变有关
   E. 细胞膜又称质膜
2. 关于细胞核的叙述，不正确的是
   A. 细胞核内存在易被碱性染料染成深色的物质
   B. 核仁是与核糖体形成有关的细胞器
   C. 核孔是 mRNA、酶等大分子物质进出细胞核的通道
   D. 核膜的基本支架是磷脂双分子层
   E. 细胞核的形态结构在细胞周期的不同阶段变化很大
3. 有关细胞质基质的叙述，正确的是
   A. 细胞质基质是活细胞进行新陈代谢的主要场所
   B. 细胞质基质为新陈代谢的正常进行提供必要的物质条件，如提供 ATP、核苷酸、酶、DNA
   C. 丙酮酸一定在细胞质基质中分解成二氧化碳和水
   D. 细胞质基质是活细胞进行有氧呼吸的主要场所
   E. 是细胞核内透明的固态胶状物质
4. 染色质和染色体是
   A. 不同物质在细胞周期中不同时期的表现形式

B. 不同物质在细胞周期中同一时期的表现形式
C. 同一物质在细胞周期中同一时期的不同表现形式
D. 同一物质在细胞周期中的不同时期的两种不同存在形式
E. 完全不同的两种物质

5. 从螺线管到染色单体 DNA 长度被压缩至
   A. 1/6
   B. 1/5
   C. 1/40
   D. 1/200
   E. 1/7

6. 异染色质是指间期细胞核中
   A. 螺旋化程度高，具有转录活性的染色质
   B. 螺旋化程度高，无转录活性的染色质
   C. 螺旋化程度低，具有转录活性的染色质
   D. 螺旋化程度低，无转录活性的染色质
   E. 螺旋化程度低，很少有转录活性的染色质

7. 真核细胞中染色质和染色体的主要成分是
   A. DNA、非组蛋白
   B. RNA、组蛋白
   C. DNA、组蛋白
   D. RNA、非组蛋白
   E. DNA、组蛋白、非组蛋白、RNA

8. 核小体的组成成分是
   A. DNA、非组蛋白
   B. RNA、组蛋白
   C. DNA、组蛋白
   D. RNA、非组蛋白
   E. DNA、RNA

9. 根据 ISCN，人类的 Y 染色体属于核型中的
   A. A 组
   B. B 组
   C. C 组
   D. F 组
   E. G 组

10. 根据 ISCN，人类 C 组染色体数目为
    A. 7 对
    B. 6 对
    C. 7 对＋X 染色体
    D. 6 对＋X 染色体
    E. 7 条＋X 染色体

11. 在正常核型中，A 组染色体的染色体着丝粒的位置为
    A. 中着丝粒、亚中着丝粒
    B. 中着丝粒
    C. 亚中着丝粒
    D. 近端着丝粒
    E. 中着丝粒、近端着丝粒

12. 在标定一条染色体特定带时，需要标明 4 项内容，如 2p24 则表示
    A. 第 2 号染色体、长臂、2 区、4 带
    B. 第 2 号染色体、短臂、2 区、4 带
    C. 第 2 号染色体、长臂、2 区、4 亚带
    D. 第 2 号染色体、短臂、第 2 亚带、第 4 次亚带
    E. 第 2 号染色体、短臂、第 2 带、第 4 亚带

13. 带纹数仅有 320 条的单倍染色体是在哪个分裂期获得的
    A. 前期
    B. 早中期
    C. 中期
    D. 前中期
    E. 晚前期

14. 用染色体局部显带技术使染色体着丝粒等结构异染色质区深染，形成的带纹称为
    A. G 带
    B. R 带

C. C 带

D. T 带

E. N 带

15. 同源染色体的联会发生在减数分裂前期Ⅰ的
    A. 细线期
    B. 偶线期
    C. 粗线期
    D. 双线期
    E. 终变期

16. 人类体细胞常染色体有
    A. 46 对
    B. 23 对
    C. 22 对
    D. 24 对
    E. 48 对

17. 人类体细胞染色体数为 46 条，如果不发生交换，能产生正常生殖细胞的类型有
    A. 2^{23} 种
    B. 46^2 种
    C. 2^{46} 种
    D. 23^2 种
    E. 46^{23} 种

18. DNA 复制发生在
    A. 间期
    B. 前期
    C. 中期
    D. 后期
    E. 末期

19. 生殖细胞发生过程中单分体出现在
    A. 减数分裂前期Ⅱ
    B. 减数分裂中期Ⅱ
    C. 减数分裂后期Ⅱ
    D. 减数分裂后期Ⅰ
    E. 减数分裂末期Ⅰ

20. 四分体出现在
    A. 减数分裂后期Ⅰ
    B. 减数分裂后期Ⅱ
    C. 减数分裂中期Ⅰ
    D. 减数分裂前期Ⅰ
    E. 减数分裂中期Ⅱ

21. 下列人类细胞中哪种细胞含有 23 条染色体
    A. 初级卵母细胞
    B. 卵原细胞
    C. 精原细胞
    D. 初级精母细胞
    E. 精子

22. 减数分裂前期Ⅰ的顺序是
    A. 细线期—粗线期—偶线期—双线期—终变期
    B. 细线期—粗线期—偶线期—终变期—双线期
    C. 细线期—偶线期—粗线期—双线期—终变期
    D. 细线期—偶线期—双线期—粗线期—终变期
    E. 细线期—粗线期—双线期—偶线期—终变期

23. 在某人的口腔上皮细胞中观察到了一个 X 染色质和一个 Y 染色质，该人的性染色体组成是
    A. 47，XXY
    B. 47，XXX
    C. 47，XYY
    D. 48，XXYY
    E. 46，XY/45，X

24. 卵巢中 4 个卵原细胞，经过两次连续的细胞分裂，形成
    A. 16 个卵细胞
    B. 8 个卵细胞和 8 个极体
    C. 4 个卵细胞和 4 个极体
    D. 4 个卵细胞和 12 个极体
    E. 12 个卵细胞和 12 个极体

25. 形成 100 个卵细胞需要的初级卵母细胞的数目是
    A. 25
    B. 100
    C. 200

D. 400
E. 50

26. 在减数分裂过程中，下列哪项是错误的
    A. 染色体复制一次，细胞连续分裂两次
    B. 同源染色体进行配对
    C. 非姐妹染色体之间有交叉现象
    D. 染色体复制两次，细胞连续分裂两次
    E. 同源染色体分离，移向细胞的两极

(二) 多选题

1. 细胞膜上一般不含
   A. 胆固醇
   B. 磷脂
   C. 糖蛋白
   D. 血红蛋白
   E. DNA

2. 细胞膜功能的复杂程度，主要取决于膜上的
   A. 磷脂含量
   B. 蛋白质的种类
   C. 糖的种类
   D. 水含量
   E. 蛋白质的数量

3. 关于真核细胞的叙述，正确的是
   A. 细胞器均有膜结构
   B. 细胞呼吸方式均为有氧呼吸
   C. DNA均存在于染色体上
   D. 细胞质和细胞核中均含有RNA
   E. 大小、形状和功能彼此不同，但基本结构是相似的

4. 与核小体的组成有关的是
   A. 核小体由核心颗粒和连接区两部分构成
   B. 核心颗粒为扁圆形
   C. 由8个组蛋白构成
   D. 由4种组蛋白组成
   E. 在连接区结合一个H1组蛋白分子

5. 染色体C显带可以使下列哪些部位深染
   A. 着丝粒
   B. 长臂
   C. 次缢痕
   D. Y染色体长臂远端
   E. 短臂

6. 在标定一条染色体特定带时，需要标明以下哪些内容
   A. 染色体号
   B. 臂的名称
   C. 区号、带号
   D. 染色体分组
   E. 性染色体

7. 染色体多态性部位常见于
   A. X染色体长臂
   B. Y染色体长臂
   C. 1、9、16号染色体次缢痕
   D. 着丝粒
   E. 随体及随体柄部次缢痕区

8. X染色体的失活发生在
   A. 胚胎发育的第16天
   B. 细胞分裂前期
   C. 胚胎发育的早期
   D. 胚胎发育的后期
   E. 减数分裂期

9. 哪些细胞中具有46条染色体
   A. 卵细胞
   B. 精原细胞
   C. 初级精母细胞
   D. 次级卵母细胞
   E. 次级精母细胞

10. 染色体多态性的应用主要体现在
    A. 追溯额外染色体或异常染色体的来源
    B. 染色体病的检查
    C. 亲权鉴定
    D. 作为一项标志，进行人类学、遗传学的研究
    E. 多基因遗传病

11. 染色体的次缢痕包括
    A. 着丝粒部位
    B. 随体柄部位
    C. 长臂的缩窄部位
    D. 短臂的缩窄部位
    E. 端粒部位
12. 涉及细胞周期的描述是
    A. 物质积累与细胞分裂的循环过程
    B. 染色质和染色体的形态交替改变
    C. 所携带的遗传信息进行复制倍增后又平均分配传递给子代
    D. 确保了遗传性状的稳定性
    E. 维持了亲代与子代间遗传物质的恒定
13. 哪些是 DNA 合成前期（G_1）的特征
    A. 主要合成细胞生长所需要的 RNA、蛋白质、糖类、脂类等
    B. 合成 DNA
    C. 合成周期蛋白、钙调素
    D. 合成与 DNA 合成有关的酶蛋白
    E. 合成微管蛋白

四、问答题

1. 图示真核细胞的基本构成。
2. 解释染色质和染色体的关系。
3. 简述细胞周期的定义和过程。
4. 图示精子与卵子的发生。
5. 简述核小体的组成。
6. 人类染色体的基本形态有哪几种？
7. 在人类非显带核型中，人类染色体分为几组？各组包括哪几号染色体？各组染色体的主要特征有哪些？
8. 常染色质和异染色质在结构和功能上有何差异？
9. 简述 Lyon 假说的要点。
10. 常见的染色体显带技术有哪些？
11. 简述有丝分裂的过程。
12. 简述减数分裂的过程。
13. 简述减数分裂的生物学意义。
14. 试述有丝分裂和减数分裂的区别。

参考答案

一、名词解释

1. 细胞膜指包围在细胞质外周的一层薄膜，又称质膜。
2. 细胞核是储存、复制以及传递遗传信息的主要场所，也是细胞生命活动的控制中心，在很大程度上控制着细胞的代谢、生长、发育、繁殖和分化等活动。
3. 细胞质是介于细胞膜与细胞核之间的部分，包括细胞质基质和一些具有一定形态结构、在细胞生理活动中起重要作用的细胞器。
4. 细胞周期是指连续分裂的细胞从一次有丝分裂结束到下一次有丝分裂完成所经历的整个过程。

5. 有丝分裂是真核细胞将其细胞核中染色体复制后，平均分配到两个子代细胞核中的过程，是真核细胞增殖的主要方式。

6. 减数分裂是有性繁殖的生物体在生殖细胞或配子形成时所发生的一种特殊的有丝分裂过程。因分裂后形成的子细胞中的染色体数目减半，故称减数分裂。

7. 同源染色体相互靠拢，在相同部位上准确地配对，此过程称为联会。

8. 常染色质螺旋化程度低，染色较浅而均匀，含有单一或重复序列的DNA，具有转录活性，常位于间期核中央部分。

9. 异染色质螺旋化程度较高，着色较深，多分布在核膜内表面，其DNA复制较晚，含有重复DNA序列，很少转录或无转录活性，为间期核中不活跃的染色质。

10. X染色质是指正常女性的间期细胞核中呈异固缩状态、紧贴核膜内缘形成的约 $1\mu m$ 大小的浓染小体。

11. 染色体是细胞在有丝分裂时遗传物质存在的特定结构形式，是细胞从间期进入分裂期染色质高度螺旋紧密包装的结果。

12. 着丝粒处染色体凹陷缩窄，称为主缢痕（初级缢痕）。

13. 随体在人类近端着丝粒染色体短臂的末端，可见球形或圆柱形的染色体节段，常通过次缢痕与染色体主体部相连。

14. 在着丝粒的两侧各有一个由蛋白质构成的3层盘状结构，称为动粒，它与纺锤丝相连，与染色体移动有关。

15. 端粒是染色体末端的特化结构，由DNA和蛋白质组成。

16. 同源染色体是指大小、形态结构相同，一条来自父方、一条来自母方的一对染色体。

17. 每一条染色体都是由两条相同的染色单体构成，彼此互称为姐妹染色单体。

18. 在真核生物中，一个成熟生殖细胞或配子（单倍体细胞）中所含的全套染色体称为一个染色体组。

19. 具有两个染色体组的细胞称为二倍体，以 $2n$ 表示。

20. 经过减数分裂所形成的成熟生殖细胞中染色体数目减半，成为单倍体（n）。

21. 一个体细胞中的全部染色体，按其大小、形态特征顺序排列所构成的图像称为核型。

二、填空题

1. 核膜　核仁　染色质（染色体）　核基质

2. 核孔

3. 两　外　内质网　细胞质　细胞核

4. 遗传物质的储存和复制　代谢　遗传

5. 间期　分裂期　间期

6. 有丝分裂

7. 中期

8. 减数分裂Ⅰ

9. 间　后　末

10. 细胞膜　细胞质　细胞核

11. 染色质　染色体
12. DNA　组蛋白　非组蛋白　RNA　核基因
13. 核小体
14. 螺线管　二
15. $3.2×10^9$
16. 1/6
17. 多级螺旋模型　骨架-放射环结构模型
18. 常染色质　异染色质
19. 结构异染色质　兼性异染色质
20. X染色质　Y染色质
21. X染色体
22. Y染色体长臂远端约2/3的区段
23. 染色单体　姐妹染色单体
24. 短臂　长臂
25. 初级缢痕（主缢痕）
26. C组
27. 随体
28. 染色体两个端部　维持染色体的完整性和稳定性
29. 1　1
30. 0　2
31. 着丝粒　三　中　近（亚）中　近端
32. 46　二倍体　2n
33. 23　单倍体　n
34. 染色体组　基因组
35. 物种鉴定
36. 核型分析
37. 染色体长、短臂的末端　着丝粒　长、短臂上某些特殊的带
38. 染色体大小　着丝粒位置
39. 常染色体　7　性染色体
40. A　E
41. 46，XX　46，XY
42. 整条染色体　染色体局部
43. 整条染色体
44. X染色体长臂2区7带　1号染色体短臂3区6带第3亚带
45. 染色体　性染色体
46. S
47. 基因分离定律
48. 基因自由组合定律
49. 二价体　23个
50. 增殖　生长　成熟　变形

51. 5 细线期 偶线期 粗线期 双线期 终变期
52. 4 1
53. 46 23
54. 92 46

三、选择题

(一) 单选题

1. B 2. B 3. A 4. D 5. D 6. B 7. E 8. C 9. E
10. C 11. A 12. B 13. C 14. C 15. B 16. C 17. A 18. A
19. C 20. D 21. E 22. C 23. A 24. D 25. B 26. D

(二) 多选题

1. DE 2. BE 3. DE 4. ABE 5. ACD 6. ABC 7. BCE 8. AC 9. BC
10. ACD 11. BCD 12. ABCDE 13. ACD

四、问答题

1. 真核细胞的基本构成如下：

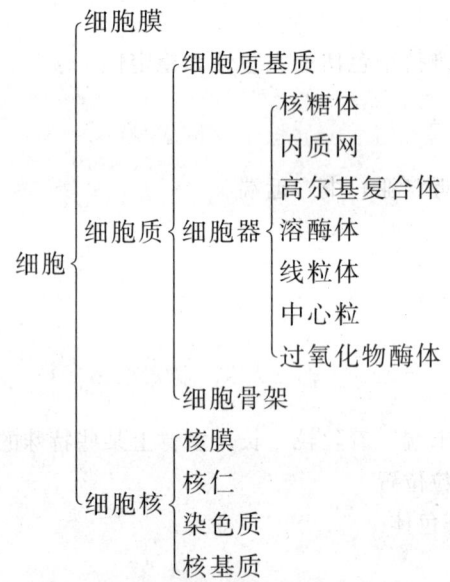

2. 染色质和染色体是真核生物遗传物质在细胞核中的存在形式，是核基因的载体。染色体和染色质都是由 DNA、组蛋白、非组蛋白和少量 RAN 等组成的核蛋白复合物。它们是同一物质在细胞周期不同阶段的两种不同的存在形式，它们的形态结构在细胞周期的不同阶段可以相互转变。间期的染色质有利于遗传信息的复制和表达，分裂期的染色体有利于遗传物质的平均分配。

3. 通常把细胞从一次分裂结束开始，到下一次分裂结束所经历的全过程称为细胞增殖周期，简称细胞周期。它是一个连续的、动态的变化过程，是细胞物质积累与细胞分裂的循环过程。一个完整的细胞周期包括间期和分裂期两个阶段。

(1) 间期：细胞从一次分裂结束开始，到下次分裂开始之前的一段时间。是 DNA 复制和细胞分裂的物质准备和积累阶段，是物质代谢非常活跃的时期。间期又可分为 G_1 期

(DNA 合成前期)、S 期（DNA 合成期）、G_2 期（DNA 合成后期）三个时期。

(2) 分裂期：分裂期是从细胞间期结束时开始，到新的间期出现时的一个阶段，此期主要特征是把 S 期已经复制的两套遗传物质（DNA）平均分配到两个子细胞中的过程。最明显的变化是细胞核中染色体的变化，确保细胞核内染色体能精确均等地分配给两个子细胞核，使分裂后的细胞保持遗传上的一致性。它是一个连续的动态变化过程。根据其主要变化特征，可将其分为前期、中期、后期和末期四个分期。

4. 见教材的图 3-15。

5. 核小体包括：① 核心颗粒：由 2×（H2A＋H2B＋H3＋H4）组成的八聚体＋DNA 分子（146 个碱基对）构成。② 连接区：由 50～60 个碱基对组成的 DNA 分子 ＋ H1（能锁住核小体 DNA 的进出端，起稳定核小体的作用）构成。

6. 人类染色体的基本形态有三种：① 中着丝粒染色体；② 近（亚）中着丝粒染色体；③ 近端着丝粒染色体。

7. 根据国际统一标准，人类染色体分为 A、B、C、D、E、F、G 7 个组，详见下表。

人类核型分组与各组染色体形态特征

组号	染色体号	大小	着丝粒位置	次级缢痕	随体	鉴别程度（非显带）
A	1～3	最大	中（1、3 号）亚中（2 号）	1 号常见	无	可鉴别
B	4～5	次大	亚中		无	难鉴别
C	6～12；X	中等	亚中	9 号常见	无	难鉴别
D	13～15	中等	近端		有	难鉴别
E	16～18	小	中（16 号）亚中（17、18 号）	16 号常见	无	可鉴别
F	19～20	次小	中		无	难鉴别
G	21～22；Y	最小	近端	21 号、22 号	有 Y 无	难鉴别 可鉴别

8. 结构上：常染色质螺旋化程度低，染色较浅而均匀，常位于间期核中央部分。异染色质螺旋化程度较高，着色较深，多分布在核膜内表面。

功能上：常染色质含有单一或重复顺序的 DNA，具有转录活性。异染色质含有重复 DNA 顺序，很少转录或无转录活性，为间期核中不活跃的染色质。

9. Lyon 假说的要点：

(1) 正常女性体细胞内的两条 X 染色体中，仅有一条 X 染色体是有活性的。另一条 X 染色体在遗传上是失活的，即无转录活性。在间期细胞核中呈异固缩状态，即 X 染色质。正常男性只有一条 X 染色体，具有转录活性，无 X 染色质。正常女性虽然具有两条 X 染色体，但其 X 染色体的转录产物和只有一条 X 染色体的正常男性一样，称为剂量补偿。

(2) 失活发生在胚胎发育的早期，大约在胚胎发育第 16 天，其中一条染色体失活，呈异固缩状态。

(3) X 染色体的失活是随机的。异固缩的 X 染色体可以来自父亲也可以来自母亲。失活的 X 染色体一经确定，那么所有子代细胞则保持同样的失活特点，因此失活又是恒定的。

10. 染色体的显带技术分为两类：一类为整条染色体的显带技术，如 Q 显带、G 显带、

R 显带等；另一类则为染色体局部显带技术，如 C 显带、T 显带、N 显带等。

11. 有丝分裂是一个复杂的连续的动态变化过程。根据其形态学特征人为地将其连续的过程划分为前期、中期、后期、末期 4 个阶段。

① 前期：核内染色质螺旋化，形成染色丝，并进一步缩短变粗形成染色体，每条染色体由两条染色单体构成，核仁、核膜消失，有丝分裂器纺锤体等形成。

② 中期：染色体高度螺旋化，形成光镜下可分辨的形态典型的染色体，着丝粒两侧的动粒分别与本侧的动粒微管相连，在微管的牵引下染色体向细胞中央集中形成赤道板。

③ 后期：每条染色体着丝粒复制纵裂为二，染色体分成均等两组，在动粒微管牵引下，两组染色体分别向细胞两极移动，动粒在前，染色体两臂拖后。

④ 末期：到达两极的染色体，逐渐解旋变成染色质，核仁、核膜重新出现。与此同时，细胞膜从中部赤道处向内凹陷，细胞质分裂，最后形成两个子细胞，完成了有丝分裂的全过程。

通过有丝分裂，遗传物质 DNA 分子复制一次，即染色体复制一次，细胞就分裂一次；每个子细胞都含有与原来母细胞相同的染色体数，确保了遗传物质的连续性和稳定性。

12. 减数分裂的过程包括减数分裂Ⅰ和减数分裂Ⅱ。经过两次连续的细胞分裂，染色体只复制了一次，因此所形成的生殖细胞中染色体数目减半。

(1) 减数分裂Ⅰ（第一次成熟分裂）：由初级精母细胞或初级卵母细胞形成次级精母细胞或次级卵母细胞。

1) 间期Ⅰ：减数分裂间期Ⅰ和有丝分裂的间期相似，是物质代谢的活跃时期，遗传物质 DNA 分子已复制倍增，为分裂做好了物质准备。

2) 前期Ⅰ：是染色体变化最复杂的时期，它比有丝分裂的前期要长的多。根据其形态变化特点可分为以下 5 个时期：

① 细线期：染色体呈细丝状，每条染色质丝中含有两条染色单体，但在光镜下仍呈单线状，不能识别。

② 偶线期：同源染色体进行配对。

③ 粗线期：二价体螺旋化而缩短变粗，在光镜下可见每条染色体由两条姐妹染色单体构成，每个二价体是由两条同源染色体组成，又称为四分体。在非姐妹染色单体之间发生了局部交换，交换的结果使得同源染色体中父源与母源的基因部分重组，是生物多样性的遗传基础。

④ 双线期：二价体进一步螺旋化而缩短增粗，同源染色体之间的联会复合体解体，相互排斥并逐渐分离，交叉点逐渐向染色体的末端移动。

⑤ 终变期：染色体继续螺旋化而变得更粗、更短。交叉继续端化而数目减少，交叉移行到染色体的端部。此时，核仁、核膜消失，纺锤体开始形成。

3) 中期Ⅰ：各二价体排列在赤道面上形成赤道板，纺锤体微管与染色体一侧的动粒相连，同源染色体的动粒朝向两极。

4) 后期Ⅰ：二价体中的同源染色体彼此分离，分别移向细胞的两极。每一极都只获得同源染色体中的一条染色体，每条染色体含有两条姐妹染色单体，即二分体。当同源染色体分离并移向两极的同时，非同源染色体之间相互独立，即可随机组合（在人类可形成 2^{23} 种组合方式），移向细胞两极。

5) 末期Ⅰ：各二分体移至两极后，染色体逐渐解旋、伸展，核膜、核仁重新出现，胞质分裂形成两个子细胞。每个子细胞都具有 n 个二分体，即为 n 个已复制的染色体。此时，染色体数目减少了一半，为单倍体（n）。

第一次减数分裂结束时，由初级精母细胞形成的次级精母细胞、由初级卵母细胞形成的次级卵母细胞和极体中的每个染色体均为二分体，与有丝分裂间期有所不同。

（2）减数分裂Ⅱ（第二次成熟分裂）：由次级精母细胞或次级卵母细胞形成精细胞或卵细胞。与有丝分裂过程基本相同。

1）间期Ⅱ：此期很短，不进行 DNA 复制。有些生物不存在末期Ⅰ和间期Ⅱ，直接由后期Ⅰ进入减数分裂前期Ⅱ，染色体仍保持原来的浓缩状态。

2）前期Ⅱ：历时很短，二分体凝缩，核膜、核仁消失。

3）中期Ⅱ：各二分体排列在赤道面上形成赤道板，动粒微管与着丝粒两侧的动粒相连。

4）后期Ⅱ：各二分体的着丝粒纵裂，两条姐妹染色单体分离，形成两个单分体。在动粒微管的牵引下，姐妹染色单体分别向细胞两极移动。

5）末期Ⅱ：移至两极的单分体解旋成染色质，核膜、核仁重新出现，分别形成两个子细胞核，随后胞质一分为二，形成两个子细胞，即精细胞或卵细胞和第二极体，每个子细胞中含有 23 条染色体。

经过减数分裂，1 个初级精母细胞（$2n$）形成 4 个精细胞（n），1 个初级卵母细胞（$2n$）形成 1 个卵细胞（n）和 3 个极体（n）。

13. 减数分裂的生物学意义：

（1）减数分裂是人类细胞染色体数目保持恒定及遗传性状相对稳定的保证。经过减数分裂所形成的生殖细胞中，染色体数目减半，成为单倍体（n），精卵结合成受精卵，其染色体数又恢复为二倍体（$2n$），使子代获得了父、母双方的遗传物质，保证了人类染色体数目、亲子代之间遗传物质及遗传性状的相对稳定。

（2）减数分裂中同源染色体的联会和分离是基因分离定律的细胞学基础，不同对染色体之间可以随机组合进入生殖细胞，是基因自由组合定律的细胞学基础，非姐妹染色单体之间发生部分交换，是基因的连锁和互换的细胞学基础。

（3）减数分裂为后代遗传成分的多样性奠定了基础。同源染色体分离进入不同的生殖细胞，非同源染色体的随机组合也增加了生殖细胞的种类。

（4）减数分裂实际上是一种特殊的有丝分裂，其分裂过程要比有丝分裂过程复杂得多，且有许多不同，详见下表。

减数分裂与有丝分裂的区别

减数分裂	有丝分裂
1. 减数分裂发生在生殖细胞形成过程中的成熟期	有丝分裂是真核细胞增殖的主要方式
2. 细胞连续分裂两次，而 DNA（染色体）复制一次	细胞分裂一次，DNA（染色体）复制一次
3. 所形成的精子、卵子的染色体数目减半	所形成的子细胞染色体数目不变
4. 同源染色体联会配对，非姐妹染色单体间交叉交换	细胞中每条染色体都是独立的，不产生联会和交换

续表

减数分裂	有丝分裂
5. 减数分裂包括两次细胞核和细胞质分裂,结果产生4个细胞	有丝分裂只有一次细胞核和细胞质分裂,结果产生2个细胞
6. 在减数分裂中来自双亲的遗传信息是混合的,每一个单倍体细胞实际上具有独特的基因组合,保证了生殖细胞遗传物质的多样性	有丝分裂形成的子细胞与母细胞的遗传信息完全一致,保证了遗传物质在传递过程中的稳定性

(陈利荣)

第四章 染色体畸变与染色体病

测试题

一、名词解释

1. 染色体数目畸变
2. 染色体结构畸变
3. 整倍性改变
4. 非整倍性改变
5. 假二倍体
6. 亚二倍体
7. 超二倍体
8. 染色体丢失
9. 核内复制
10. 相互易位
11. 罗伯逊易位
12. 臂间倒位
13. 臂内倒位
14. 插入
15. 中间缺失
16. 末端缺失
17. 重复
18. 等臂染色体
19. 双着丝粒染色体
20. 环状染色体
21. 嵌合体

二、填空题

1. 染色体畸变的原因主要有_____和_____。
2. 染色体畸变包括_____和_____两大类。
3. 染色体数目畸变包括_____和_____改变。
4. 多倍体的发生机制包括_____、_____和_____。
5. 染色体非整倍性改变可有_____型和_____型两种类型。
6. 染色体非整倍性改变的机制主要包括_____和_____。
7. 核型 46，XX，del（2）（q35）的含义是_____。
8. 若一妇女发生习惯性流产，做细胞遗传学检查后发现，其 9 号染色体短臂 2 区 1 带和长臂 3 区 1 带之间的片段发生倒位，则该妇女的核型简式描述为_____，详式描述为_____。
9. 某妇女发生 5 次早期自发流产，经染色体检查，她丈夫染色体发生了 14 号和 15 号染色体相互易位，其断裂点分别为 14q13 和 15q26，其核型的简式和详式描述分别为_____和_____。
10. ISCN 表示_____。
11. 在同一个体内具有两种或两种以上核型的细胞系，该个体称为_____。
12. 21 三体综合征又称_____和_____。
13. 核内复制可形成_____。
14. 三倍体的发生机制可能是由于_____和_____。

15. 在卵裂过程中若发生_____或_____，可造成嵌合体。
16. 染色体倒位包括_____和_____两类。
17. 含有倒位或相互易位染色体的个体由于没有遗传物质的丢失，所以常常没有表型的改变，称其为_____。其可能的临床表现是_____。
18. 倒位染色体的携带者在进行减数分裂联会时，其体内的倒位染色体通常会形成一个特殊的结构，即_____。
19. 21三体综合征按其核型可分为_____、_____和_____三类。
20. 18三体综合征的主要核型为_____。
21. 如果一条X染色体Xq27～Xq28之间呈细丝样结构，并使其所连接的长臂末端形似随体，则这条X染色体被称为_____。

三、选择题

（一）单选题

1. 近端着丝粒染色体之间通过着丝粒融合而形成的易位称为
   A. 单方易位
   B. 串联易位
   C. 罗伯逊易位
   D. 复杂易位
   E. 不平衡易位

2. 四倍体的形成可能是
   A. 双雌受精
   B. 双雄受精
   C. 核内复制
   D. 不等交换
   E. 染色体不分离

3. 嵌合体形成的原因可能是
   A. 卵裂过程中发生了同源染色体的错误配对
   B. 卵裂过程中发生了联会的同源染色体不分离
   C. 生殖细胞形成过程中发生了染色体的丢失
   D. 生殖细胞形成过程中发生了染色体的不分离
   E. 卵裂过程中发生了染色体丢失

4. 46，XY，t(4;6)(q35;q21)表示
   A. 一女性体内发生了染色体的插入
   B. 一男性体内发生了染色体的易位
   C. 一男性带有等臂染色体
   D. 一女性个体带有易位型的畸变染色体
   E. 一男性个体含有缺失型的畸变染色体

5. 如果在某体细胞中染色体的数目在二倍体的基础上增加一条可形成
   A. 单倍体
   B. 三倍体
   C. 单体型
   D. 三体型
   E. 部分三体型

6. 如果染色体的数目在二倍体的基础上减少一条则形成
   A. 单体型
   B. 三倍体
   C. 单倍体
   D. 三体型
   E. 部分三体型

7. 某一个体中含有不同染色体数目的三个细胞系，该个体称为
   A. 多倍体
   B. 非整倍体
   C. 嵌合体
   D. 三倍体
   E. 三体型

8. 染色体数目异常形成的可能原因是
   A. 染色体断裂和倒位
   B. 染色体倒位和不分离

C. 染色体复制和着丝粒不分裂
D. 染色体不分离和丢失
E. 染色体断裂和丢失

9. 细胞在含 BrdU 的培养液中经过两个复制周期。制片后经特殊染色的中期染色体
   A. 可检出姐妹染色单体交换
   B. 可检出非姐妹染色单体交换
   C. 可检出同源染色体交换
   D. 两条姐妹染色单体均浅染
   E. 两条姐妹染色单体均深染

10. 某一个体其体细胞中染色体的数目比二倍体多了一条，称为
    A. 亚二倍体
    B. 超二倍体
    C. 多倍体
    D. 嵌合体
    E. 假二倍体

11. 若某一个体核型为 46,XX/47,XX,+21，则表明该个体为
    A. 常染色体结构异常
    B. 常染色体数目异常的嵌合体
    C. 性染色体结构异常
    D. 性染色体数目异常的嵌合体
    E. 结构异常嵌合体

12. 21/21 罗伯逊易位携带者与正常人婚配，婚后生育了一男孩，此男孩患先天愚型的风险是
    A. 1/3
    B. 1/2
    C. 1
    D. 1/4
    E. 3/4

13. 下列哪种疾病应进行染色体检查
    A. 先天性卵巢发育不全综合征
    B. 苯丙酮尿症
    C. 白化病
    D. 地中海贫血
    E. 先天性聋哑

14. 含有三个细胞系的嵌合体可能是由以下哪种原因造成的
    A. 减数分裂中第一次分裂时染色体不分离
    B. 减数分裂中第二次分裂时染色体不分离
    C. 受精卵第一次卵裂时染色体不分离
    D. 受精卵第二次卵裂之后染色体不分离
    E. 受精卵第二次卵裂之后染色体丢失

15. 染色体结构畸变的基础是
    A. 姐妹染色单体交换
    B. 染色体核内复制
    C. 染色体断裂及断裂之后的异常重排
    D. 染色体不分离
    E. 染色体丢失

16. 染色体非整倍性改变的机制可能是
    A. 染色体断裂及断裂之后的异常重排
    B. 染色体易位
    C. 染色体倒位
    D. 染色体不分离
    E. 染色体核内复制

17. Down 综合征患者的染色体畸变属于
    A. 三体型数目畸变
    B. 三倍体数目畸变
    C. 单体型数目畸变
    D. 单倍体数目畸变
    E. 多倍体数目畸变

18. 某种人类肿瘤细胞的染色体数为 63 条，称为
    A. 二倍体
    B. 亚二倍体
    C. 亚倍体
    D. 亚三倍体
    E. 超二倍体

19. 经染色体检查发现某个体是具有一

个臂间倒位异常染色体的携带者，若同源染色体之间发生重组，则该个体可能形成几种染色体异常的生殖细胞

A. 5种
B. 2种
C. 3种
D. 4种
E. 6种

20. 人类精子发生的过程中，如果第一次减数分裂时一个初级精母细胞发生了同源染色体的不分离现象而第二次减数分裂正常进行，则其可形成

A. 1个异常精子
B. 2个异常精子
C. 3个异常精子
D. 4个异常精子
E. 0个异常精子

21. 染色体不分离

A. 只是指姐妹染色单体不分离
B. 只是指同源染色体不分离
C. 只发生在有丝分裂过程中
D. 只发生在减数分裂过程中
E. 是指姐妹染色单体或同源染色体不分离

22. 易位型先天愚型的核型为

A. 46，XX/47，XX，+21
B. 46，XX，-14，+t(14q21q)
C. 45，XX，-14，-21，+t(14q21q)
D. 45，XX，-21，-21，+t(21q21q)
E. 47，XX，+21

23. 倒位染色体携带者在临床上可表现出

A. 习惯性流产
B. 满月脸、猫叫样哭声
C. 表型男性、乳房发育、小阴茎、隐睾
D. 身材高大、性格暴躁、常有攻击性行为

E. 两性畸形

24. Klinefelter综合征的临床表现为

A. 习惯性流产
B. 满月脸、猫叫样哭声
C. 表型男性、乳房发育、小阴茎、隐睾
D. 身材高大、性格暴躁、常有攻击性行为
E. 两性畸形

25. 一条染色体断裂后，断片未能与断端重接，结果造成

A. 缺失
B. 易位
C. 倒位
D. 重复
E. 插入

(二) 多选题

1. 染色体畸变发生的原因包括

A. 物理因素
B. 化学因素
C. 生物因素
D. 遗传因素
E. 母亲年龄

2. 染色体发生整倍性数目改变的原因包括

A. 核内复制
B. 染色体重复
C. 双雄受精
D. 双雌受精
E. 染色体重排

3. 染色体发生非整倍性数目改变的原因包括

A. 染色体丢失
B. 姐妹染色单体不分离
C. 染色体插入
D. 染色体缺失
E. 同源染色体不分离

4. 嵌合体发生的机制包括

A. 减数分裂时染色体不分离
B. 减数分裂时染色体丢失

C. 卵裂时姐妹染色单体不分离
D. 卵裂时同源染色体不分离
E. 卵裂时染色体丢失

5. 染色体发生结构畸变的基础是
   A. 染色体断裂
   B. 染色体丢失
   C. 染色体断裂后的异常重接
   D. SCE
   E. 染色体断裂后正常重接

6. 染色体结构畸变的类型有
   A. 丢失
   B. 插入
   C. 交换
   D. 倒位
   E. 易位

7. 染色体数目畸变的类型是
   A. 缺失
   B. 重复
   C. 三体型
   D. 三倍体
   E. 易位

8. 当染色体的两个末端同时缺失时，有可能形成
   A. 等臂染色体
   B. 双着丝粒染色体
   C. 环状染色体
   D. 染色体缺失
   E. 染色体倒位

9. 下列核型中书写错误的是
   A. 46，XX，t（4；6）(q35；q21)
   B. 46，XX，del（5）(qter→q21：)
   C. 46，XX，inv（2）(pter→p21∷q31→qter)
   D. 46，XY，t（4，6）(q35，q21)
   E. 46，XY/47，XXY

10. 等臂染色体的形成机制包括
    A. 染色体缺失
    B. 着丝粒纵裂
    C. 着丝粒横裂
    D. 染色体插入
    E. 染色体易位

11. 染色体重复发生的原因可为
    A. 同源染色体发生不等交换
    B. 染色单体之间发生不等交换
    C. 染色体片段插入
    D. 核内复制
    E. 双雌受精

12. 下列几组染色体之间的易位中，属于罗伯逊易位的是
    A. D/D
    B. D/G
    C. D/E
    D. G/F
    E. G/G

13. 三倍体形成的原因是
    A. 双雄受精
    B. 双雌受精
    C. 核内有丝分裂
    D. 核内复制
    E. 染色体不分离

14. 先天愚型患者体内所发生的染色体畸变为
    A. 亚二倍体
    B. 超二倍体
    C. 三体型
    D. 三倍体
    E. 多倍体

15. 先天愚型患者的核型可为
    A. 47，XX（XY），+21
    B. 46，XX（XY），−14，+t（14q21q）
    C. 45，XX（XY），−14，−21，+t（14q21q）
    D. 46，XX（XY）/47，XX（XY），+21
    E. 46，XX（XY），−21，+i（21q）

16. 下列几种核型的先天愚型患者中，发病可能与母亲的年龄相关的是
    A. 47，XX（XY），+21
    B. 46，XX（XY），−14，+t（14q21q）

C. 46,XX(XY),−21,+i(21q)
D. 46,XX(XY)/47,XX(XY),+21
E. 46,XX(XY),−22,+t(21q22q)

17. 先天性睾丸发育不全综合征患者的核型可为
    A. 45,X
    B. 47,XXY
    C. 48,XXXY
    D. 46,XY
    E. 46,XY/47,XXY

18. 先天性卵巢发育不全综合征患者的核型可为
    A. 47,XXX
    B. 46,XX/47,XXX
    C. 45,X
    D. 45,X/46,XX

E. 48,XXXX

19. 下列染色体病中，具有严重智力低下症状的是
    A. Down 综合征
    B. Klinefelter 综合征
    C. 脆性 X 综合征
    D. XYY 综合征
    E. Turner 综合征

20. 具有下列核型的人中，有可能出现习惯性流产的是
    A. 46,XX,inv（2）(p21q31)
    B. 46,XX,del（2）(p21)
    C. 46,XX,t（4；6）(q35；q21)
    D. 46,XX,dup（1）(p31p35)
    E. 46,X,i（Xq）

四、问答题

1. 什么是嵌合体？它的发生机制是什么？
2. 导致多倍体产生的机制有哪些？
3. 21 三体综合征的核型有哪些？主要的临床表现是什么？
4. 请写出先天性睾丸发育不全综合征的核型及主要临床表现。
5. 请写出先天性卵巢发育不全综合征的核型及主要临床表现。
6. 什么是脆性 X 染色体综合征？其主要临床表现是什么？

参 考 答 案

一、名词解释

1. 体细胞染色体数目（整组或整条）的增加或减少，称为染色体数目畸变。
2. 在某些条件下，染色体的形态结构发生异常改变，称为染色体结构畸变。
3. 整倍性改变指体细胞中的染色体数目以 $2n$ 为标准，以 n 为基数，成倍地增加或减少。
4. 非整倍性改变指体细胞中的染色体数目在 $2n$ 的基础上增加或减少一条或几条。
5. 核型中某些染色体数目偏离正常，其中有的增加、有的减少，而增加和减少的染色体数目相等，这样，染色体的总数虽然是二倍体数，但这不是正常的二倍体，称为假二倍体。
6. 当体细胞中的染色体数目少于二倍体时称为亚二倍体。
7. 当体细胞中的染色体数目多于二倍体时称为超二倍体。
8. 在细胞分裂时，染色单体由于某种原因未能与其他单体一起进入新细胞核，最终在细胞质中消失，称为染色体丢失。
9. 核内复制是指在一次细胞分裂时，DNA 复制了两次或多次。

10. 两条染色体同时发生断裂后，两个断片相互交换位置后接合，形成两条衍生染色体，称为相互易位。

11. 又称为着丝粒融合。当两条近端着丝粒染色体同时在着丝粒或其附近某一部位发生断裂后，两者的长臂构成一个大的染色体，而其短臂构成一个小的染色体，这种特殊的易位形式就称为罗伯逊易位。

12. 臂间倒位是在一条染色体的长、短臂上各发生一次断裂后，两个断裂点之间的片段旋转180°重接。

13. 臂内倒位是一条染色体的长臂或短臂上发生两次断裂后，两个断裂点之间的片段旋转180°重接。

14. 插入即一条染色体的断片转移到另一条染色体的中间部位。

15. 是指染色体的同一个臂上发生两次断裂后，两个断裂点之间的片段丢失。

16. 是指染色体发生一次断裂后，不带有着丝粒的片段丢失。

17. 重复即某一染色体片段在同一条染色体上出现两次或两次以上，包括正位重复和倒位重复。

18. 如果一条染色体的两个臂在形态和遗传结构上完全相同，称为等臂染色体。

19. 当两条染色体同时发生断裂，带有着丝粒的两个片段相互连接，形成一个含有两个着丝粒的新的染色体，称为双着丝粒染色体。

20. 当染色体的长臂、短臂同时发生一次断裂，而其断端发生重接，形成一个环状的结构，即为环状染色体。

21. 某个体内同时含有两种或两种以上不同核型的细胞系就称为嵌合体。

二、填空题

1. 环境因素　遗传因素
2. 数目畸变　结构畸变
3. 整倍性　非整倍性
4. 双雌受精　双雄受精　核内复制
5. 单体　多体
6. 染色体不分离　染色体丢失
7. 一女性其染色体总数为46条，但其中的2号染色体在长臂3区5带处发生断裂，造成了染色体长臂3区5带至长臂末端的片段的缺失
8. 46，XX，inv（9）(p21q31)　　46，XX，inv（9）(pter→p21::q31→p21::q31→qter)
9. 46，XY，t（14；15）(q13；q26)　　46，XY，t（14；15）(14pter→14q13::15q26→15qter；15pter→15q26::14q13→14qter)
10. 人类细胞遗传学国际命名体制
11. 嵌合体
12. 先天愚型　Down综合征
13. 四倍体
14. 双雄受精　双雌受精
15. 染色体丢失　染色体不分离
16. 臂间倒位　臂内倒位

17. 异常染色体的携带者　在生育后代时发生习惯性流产
18. 倒位环
19. 完全型　易位型　嵌合型
20. 47，XX（XY），+18
21. 脆性X染色体

三、选择题

（一）单选题

1. C　2. C　3. E　4. B　5. D　6. A　7. C　8. D　9. A
10. B　11. B　12. C　13. A　14. D　15. C　16. D　17. A　18. E
19. C　20. D　21. E　22. B　23. A　24. C　25. A

（二）多选题

1. ABCDE　2. ACD　3. ABE　4. CE　5. AC　6. BDE　7. CD　8. CD
9. BCD　10. CE　11. ABC　12. ABE　13. AB　14. BC　15. ABDE
16. AD　17. BCE　18. CD　19. AC　20. AC

四、问答题

1. 嵌合体即同时含有两种或两种以上不同核型细胞系的个体。如某人体内既有46，XX的细胞，又有45，X的细胞。此人即为一嵌合体的个体。但是嵌合体并不仅仅包括数目畸变，还有染色体结构畸变嵌合体。

如果在卵裂的过程中发生染色体的不分离或丢失以及结构畸变就会造成嵌合体的产生。因为在有丝分裂过程中，如果发生染色体不分离，分裂的结果将形成一个单体型细胞（亚二倍体）和一个三体型细胞（超二倍体）；如果发生染色体丢失，分裂结果将产生一个单体型细胞（亚二倍体）和一个二倍体细胞，所以卵裂早期发生染色体不分离或丢失，将导致嵌合体的产生。一般X染色体单体型细胞，即45，X，可以存活，而常染色体单体型很难存活，故嵌合体多为第二次或第二次以后卵裂时染色体不分离造成的。此外，如卵裂早期发生染色体的断裂及断裂后的异常重接，可造成染色体结构畸变嵌合体的产生。

2. 一般认为多倍体形成的机制有双雄受精、双雌受精和核内复制。

双雄受精即同时有两个精子进入卵细胞使卵子受精。由于每个精子带有一个染色体组，所以它们与卵细胞中原有的一个染色体组共同形成了三倍体的受精卵。

双雌受精即含有一个染色体组的精子与含有两个染色体组的异常卵细胞受精，即可形成三倍体的受精卵。

核内复制是指在一次细胞分裂时，DNA复制了两次，这样形成的两个子细胞都是四倍体。

综上所述，三倍体形成的原因可能是由于双雌受精和双雄受精，核内复制可以形成四倍体细胞。

3. 21三体综合征又称先天愚型、Down综合征，是儿科中最为常见的一种染色体病。本病分成三种类型。① 完全型21三体，简称21三体型。患者比正常人多一条完整的21号染色体，其核型为47，XX（XY），+21。② 易位型21三体，一般可由于母亲发生染色体14/21平衡易位，而导致该个体的子代出现21三体综合征的患儿，患儿的核型为46，XX（XY），−14，+t（14q21q）。③ 嵌合型21三体，即在某一个体体内同时含有正常的二倍体细胞系和异常的21三体型细胞系，核型通常为46，XX（XY）/47，XX（XY），+21。临床表现：智力低下是本病的主要症状。先天愚型的患者身体发育迟缓，大多伴有特殊面容，包括：眼距宽、外眼角上斜、塌鼻梁、口常半开、流涎、舌大并常外伸，又称为"伸舌样痴呆"。患儿常常合并重要脏器的畸形，如先天性心脏病、十二指肠闭锁等，多在早期夭折。男性患者可有隐睾，女性患者通常无月经来潮。在本病的患者中，双侧通贯掌出现的频率较高，且第5指只有一条指褶纹。

4. 先天性睾丸发育不全综合征又称 Klinefelter 综合征或 XXY 综合征。核型可有多种改变，其中以 47, XXY 最典型，其他还有如 47, XXY/46, XY 等。本病的主要临床表现是男性不育、第二性征发育不明显并呈女性化发展以及身材高大等。在青春期之前，患者没有明显的症状；青春期后，逐渐出现睾丸小、阴茎发育不良、精子缺乏、乳房发育女性化、男性第二性征发育不良、可伴随发生先天性心脏病等，部分病人有智力障碍。

5. 先天性卵巢发育不全综合征又称 Turner 综合征。其核型为 45, X 的症状最为典型。除此之外，还有 45, X/46, XX；45, X/46, XX/47, XXX；45, X/47, XXX 和 45, X/46, X, i（Xq）等嵌合体。主要临床表现包括表型为女性、身材较矮小、智力正常或稍低、原发闭经、后发际低、50%患者有颈蹼。患者具有女性的生殖系统，但发育不完善，卵巢条索状，子宫发育不全，外生殖器幼稚；第二性征不发育，胸宽而平，乳腺、乳头发育较差，乳间距宽。

6. 如果一条 X 染色体 Xq27～Xq28 之间呈细丝样结构，并使其所连接的长臂末端形似随体，则这条 X 染色体就被称为脆性 X 染色体。若女性个体的细胞中带有一条脆性 X 染色体，一般没有表型的改变，为携带者；若是男性个体的细胞中带有脆性 X 染色体，则会表现出一系列临床改变即为脆性 X 染色体综合征。脆性 X 染色体综合征的主要临床表现为中、重度的智力低下，语言障碍，性格孤僻，青春期后可见明显大于正常的睾丸，伴有特殊面容，表现为长脸、方额、大耳朵、嘴大唇厚、下颌大并前突、巩膜呈淡蓝色。

（吴白燕）

第五章 单基因病

测试题

一、名词解释

1. 等位基因
2. 复等位基因
3. 分离定律
4. 自由组合定律
5. 连锁与互换定律
6. 单基因遗传
7. 系谱
8. 携带者
9. 完全显性
10. 不完全显性
11. 不规则显性
12. 共显性
13. 延迟显性
14. 表现度
15. 外显率
16. 交叉遗传
17. 遗传异质性

二、填空题

1. 纯种红花豌豆和白花豌豆杂交，子一代均为红花。_____是隐性性状，_____是显性性状。

2. 一个生物体所表现出来的遗传性状称为_____，与此性状相关的遗传组成称为_____。

3. 一个体的某种性状是受一对相同的基因所控制，则对这种性状而言，该个体称为_____。如控制性状的基因为一对相对基因，则该个体称为_____。

4. 在一对相对性状的杂交实验中，后代性状的比为1∶1，亲代的基因型是_____。

5. 如果豌豆豆皮灰色（B）对白色（b）是显性性状，杂交实验结果如下，填充其亲代的基因型。

亲代＼子代	灰	白	亲代基因型
灰 × 白	82	78	― × ―
灰 × 灰	118	39	― × ―
白 × 白	0	50	― × ―
灰 × 白	74	0	― × ―

6. 减数分裂时，_____彼此分离是分离定律的细胞学基础。

7. 已知向日葵中，决定籽粒大小的基因和决定油量的基因在非同源染色体上，大粒少油（BBSS）的向日葵与小粒多油（bbss）的向日葵杂交。

（1）子一代的基因型是_____，表型是_____。

（2）子一代产生_____种配子，配子的基因组合分别是_____。

（3）子二代有_____种表型，表型的分离比为____：____：____：____。

（4）如果子二代共有 1600 粒种子，大粒多油约有_____粒，小粒少油约有_____粒。

8. 减数分裂时，_____在子细胞中随机组合是自由组合定律的细胞学基础。

9. 位于同一条染色体上的基因相伴随而联合传递的现象称_____。

10. 凡是位于同一对染色体上的若干对等位基因，彼此间互相连锁，构成了一个_____。

11. 在某一杂交实验中，出现了两种重组类型，已知互换率为 10%，则每一种重组类型的比率为_____。

12. 有两对基因 A 和 a、B 和 b，它们是自由组合的，AaBb 个体产生的配子类型是_____、_____、_____、_____，AABb 个体产生的配子类型是_____、_____。

13. 单基因遗传的主要遗传方式包括_____、_____、_____、_____和_____。

14. 一个白化病（AR）患者与一基因型正常的人婚配，后代是患者的概率为_____，后代是携带者的概率为_____。

15. 在常染色体隐性遗传病中，近亲婚配后代发病率比非近亲婚配后代的发病率_____。

16. 根据显性性状的表现特点，显性遗传分_____、_____、_____、_____、_____五种类型。

17. 短指症属常染色体完全显性遗传病，一个短指症患者（杂合型）与正常人婚配，这对夫妇的基因型是_____。每生一个孩子是短指症的概率是_____，每生一个孩子是正常人的概率为_____。

18. 丈夫为 O 型血、妻子为 AB 型血，后代可能出现_____型血或_____型血，不可能出现_____型血或_____型血。

19. 具有 XY 的正常男性个体，其 Y 染色体上没有与 X 染色体上相对应的等位基因，则男性个体称为_____。

20. 血友病 A 常表现为 X 连锁隐性遗传，致病基因用 h 来表示，在女性中只有基因型是_____时才发病，而_____基因型的女子为携带者；在男性中，只要_____染色体上带有 h 基因，就表现为_____。

21. 如果女性是红绿色盲（XR）基因携带者，与正常男性婚配，生下女携带者的可能性为_____，生下男患儿的可能性为_____。

22. 如果女性是红绿色盲（XR）患者，男性正常，婚后所生子女中，女性是携带者的可能性是_____，男性是患者的可能性是_____。

23. 从性遗传和性连锁遗传的表现形式都与性别有密切的联系，但性连锁遗传的基因位于_____染色体上，而从性遗传的基因位于_____染色体上，它们是截然不同的两种遗传现象。

24. 某些常染色体上基因所控制的性状，在表型上受性别影响而出现男、女分布比例或表现程度差异的遗传现象，称为_____。

25. 某种性状或疾病的基因，由于性别限制，只在一种性别中表现出来，另一种性别则完全不能表达，这种遗传现象称为_____。

三、选择题

(一) 单选题

1. 在下列性状中，属于相对性状的是
   A. 小麦的高茎与豌豆的矮茎
   B. 月季的红花与牡丹的白花
   C. 豌豆的高茎和豌豆的矮茎
   D. 豌豆的形状与麦粒的形状
   E. 小麦的高茎与小麦叶子的形状

2. 番茄的果实红色（R）对黄色（r）是显性，RR×rr 杂交得到子一代，子一代自交后的子二代中，如果红色果实的番茄有 3 000 株，其中属于 Rr 基因型的植株约占
   A. 1 000 株
   B. 1 500 株
   C. 2 000 株
   D. 2 500 株
   E. 3 000 株

3. 已知 Y 和 y 与 R 和 r 这两对基因是自由组合的，基因型是 YyRr 的个体产生的配子类型是
   A. Yy，Rr
   B. Y，y，Rr
   C. YR，yr
   D. YR，Yr，yR，yr
   E. YR，Yr，rR，Rr

4. 基因型 AABb 的个体和 Aabb 的个体杂交，后代不该有的基因型是
   A. AABb
   B. AaBb
   C. AAbb
   D. Aabb
   E. AaBB

5. 下列哪一条不符合常染色体隐性遗传的特征
   A. 致病基因的遗传与性别无关，男女发病机会均等
   B. 系谱中看不到连续遗传现象，常为散发
   C. 患者的双亲往往是携带者
   D. 近亲婚配与随机随配的发病率均等
   E. 患者的同胞中，患者的概率为 1/4，正常个体约为 3/4

6. 一对夫妇表型正常，妻子的弟弟是白化病（AR）患者。如果白化病基因在人群中携带者的频率为 1/70，这对夫妇生下白化病患儿的概率是
   A. 1/4
   B. 1/420
   C. 1/140
   D. 1/280
   E. 1/840

7. 一对夫妇表型正常，婚后生了一个白化病（AR）的儿子，这对夫妇的基因型是
   A. Aa 和 Aa
   B. AA 和 Aa
   C. aa 和 Aa
   D. aa 和 AA
   E. AA 和 AA

8. 下列哪一条不符合常染色体显性遗传的特征
   A. 男、女发病机会均等
   B. 系谱中呈连续传递现象
   C. 患者都是纯合子（AA）发病，杂合子（Aa）是携带者
   D. 双亲无病时，子女一般不会发病
   E. 患者的同胞中约 1/2 发病

9. 不规则显性是指
   A. 隐性致病基因在杂合状态时不表现出相应的性状
   B. 杂合子的表型介于纯合显性和纯

合隐性之间
C. 由于环境因素和遗传背景的作用，杂合子中的显性基因未能形成相应的表型
D. 致病基因突变成正常基因
E. 致病基因丢失，因而表现正常

10. 复等位基因是指
    A. 一对染色体上有三种以上的基因
    B. 一对染色体上有两个相同的基因
    C. 同源染色体的不同位点有三个以上的基因
    D. 同源染色体的相同位点有三种以上的基因
    E. 非同源染色体相同位点上不同形式的基因

11. 一对等位基因在杂合状态下，两种基因的作用都完全表现出来称为
    A. 常染色体隐性遗传
    B. 不完全显性遗传
    C. 不规则显性遗传
    D. 延迟显性遗传
    E. 共显性遗传

12. 在进行纯种动物（AA×aa）的杂交实验中，如果子一代自交后子二代表型出现1：2：1的比例，这说明是
    A. 完全显性遗传
    B. 不完全显性遗传
    C. 不规则显性遗传
    D. 共显性遗传
    E. 延迟显性遗传

13. 父母都是B型血，生育了一个O型血的孩子，这对夫妇再生孩子的可能血型是
    A. 只能是B型
    B. 只能是O型
    C. 3/4是O型，1/4是B型
    D. 3/4是B型，1/4是O型
    E. 1/2是B型，1/2是O型

14. 关于X连锁隐遗传，下列哪一种说法是错误的
    A. 系谱中往往只有男性患者
    B. 女儿有病，父亲也一定是同病患者
    C. 双亲无病时，子女均不会患病
    D. 有交叉遗传现象
    E. 母亲有病，父亲正常，儿子都是患者，女儿都是携带者

15. 母亲是红绿色盲（XR）患者，父亲正常，他们的四个儿子中有几个是色盲患者
    A. 1个
    B. 2个
    C. 3个
    D. 0个
    E. 4个

16. 某男孩是红绿色盲（XR），他的父母、祖父母、外祖父母色觉都正常，这个男孩的色盲基因是通过哪些人传下来的
    A. 外祖母→母亲→男孩
    B. 外祖父→母亲→男孩
    C. 祖父→父亲→男孩
    D. 祖母→父亲→男孩
    E. 以上都不是

17. 丈夫是红绿色盲（XR），妻子正常，妻子的父亲是红绿色盲，他们生下色盲孩子的机会是
    A. 1/2
    B. 0
    C. 1/4
    D. 3/4
    E. 1

18. 一个男性是血友病A（XR）患者，其父母和祖父母均正常，其亲属中不可能患血友病A的人是
    A. 外祖父或舅父
    B. 姨表兄弟
    C. 姑
    D. 同胞兄弟
    E. 外甥

19. 一个色盲（XR）男子的父母、祖父母和外祖父母的色觉均正常，他的舅舅也是色盲患者，这个男子的
    A. 父亲是色盲基因携带者
    B. 母亲是色盲基因携带者
    C. 奶奶是色盲基因携带者
    D. 外祖父是色盲基因携带者
    E. 爷爷是色盲基因携带者
20. 慢性进行性舞蹈病属常染色体显性遗传病，如果外显率为90%，一个杂合型患者与正常人结婚生下患者的概率为
    A. 50%
    B. 45%
    C. 75%
    D. 25%
    E. 100%

(二) 多选题
1. 关于分离定律，正确的是
    A. 一对相对性状的遗传规律
    B. 决定相对性状的基因是等位基因
    C. 成对的等位基因在配子形成时彼此分离，分别进入到不同的配子中去
    D. 减数分裂时，同源染色体的分离是分离定律的细胞学基础
    E. 减数分裂时，同源染色体的联会和交换是分离定律的细胞学基础
2. 关于自由组合定律，正确的是
    A. 一对相对性状的遗传规律
    B. 不同相对性状的基因位于非同源染色体上
    C. 相对性状纯合子杂交后，子一代出现显性性状
    D. 上述子一代自交后，各性状的比率是9：3：3：1
    E. 减数分裂时，同源染色体的联会和交换是自由组合定律的细胞学基础
3. 关于连锁互换定律，正确的是

A. 两对相对性状的遗传规律
B. 不同相对性状的基因位于同一对染色体上
C. 相对性状纯合子杂交后，子一代出现显性性状
D. 上述子一代自交后，各性状的比率是9：3：3：1
E. 减数分裂时，同源染色体的联会和交换是互换定律的细胞学基础
4. 常染色体隐性遗传的特征是
    A. 致病基因的遗传与性别无关，男、女发病机会均等
    B. 系谱中看不到连续遗传现象，常为散发
    C. 患者的双亲往往是携带者
    D. 近亲婚配与随机随配的发病率均等
    E. 患者的同胞中，患者的概率为1/4，正常个体为3/4
5. 常染色体显性遗传的特征是
    A. 男、女发病机会均等
    B. 系谱中呈连续传递现象
    C. 患者都是纯合子（AA）发病，杂合子（Aa）是携带者
    D. 近亲婚配发病率高
    E. 患者的同胞中，患者的概率为1/4，正常个体约为3/4
6. 关于X连锁隐性遗传，正确的是
    A. 系谱中往往只有男性患者
    B. 女儿有病，父亲也一定是同病患者
    C. 双亲无病时，子女均不会患病
    D. 有交叉遗传现象
    E. 母亲有病，父亲正常，儿子都是患者，女儿都是携带者
7. 父亲A型血，母亲O型血，孩子对应的血型可能是
    A. O型
    B. A型
    C. AB型

D. B型

E. M型

8. 关于苯丙酮尿症，正确的是
   A. 往往只有男性患者
   B. 常染色体显性遗传病
   C. 常染色体隐性遗传病
   D. 有交叉遗传现象
   E. 患者智力低下、体液有腐臭味、色素较浅

9. 视网膜母细胞瘤的外显率为80%，关于该病正确的是
   A. 该病的遗传方式是外显不全
   B. 杂合子患者与正常人婚配，生下患者的比例是40%
   C. 患者与正常人婚配，生下患者的比例是50%
   D. 有交叉遗传现象
   E. 该病的遗传方式是X连锁隐性遗传

10. 下列哪些疾病的诊断不需要染色体核型分析
    A. 先天愚型
    B. 白化病
    C. 红绿色盲
    D. 先天性睾丸发育不全综合征
    E. 唇裂

四、问答题

1. 豌豆红花基因（R）对白花基因（r）为完全显性，纯种红花豌豆和纯种白花豌豆杂交，请问：（1）F_1代基因型和表型如何？（2）F_1代自交所产生的F_2代表型、基因型及其分离比是什么？（3）F_2代显性性状和隐性性状出现的概率是多少？（4）F_2代显性性状中，杂合子出现的概率是多少？

2. 雄果蝇的基因型为BbVv，B和V位于同一条染色体上，b和v位于另一条染色体上，它们之间无交换，请问：（1）它能产生多少种雄配子？（2）配子的类型是什么？（3）符合基因的什么规律？

3. 雌果蝇的基因型为BbVv，B和V位于同一条染色体上，b和v位于另一条染色体上，它们之间有交换，请问：（1）它能产生多少种雌配子？（2）雌配子的类型是什么？（3）符合基因传递的什么规律？

4. 丈夫A型血，他的母亲是O型血；妻子为AB型血，其后代可能出现什么血型？不可能出现什么血型？

5. 母亲O型血，父亲B型血，有一个孩子是O型血，问：（1）第二个孩子是O型血的概率是多少？（2）第二个孩子是B型血的概率是多少？

6. 在一医院里，同日生下4个孩子，其血型分别是O、A、B和AB，这4个孩子双亲的血型分别是O与O；AB与O；A和B；B和B。请判断这4个孩子的父母。

7. 短指症是一种常染色体显性遗传病，请问：
   （1）病人（Aa）与正常人婚配生下短指症的比例是多少？
   （2）如果两个短指症的病人（Aa）结婚，他们的子女患短指症的比例是多少？

8. 下面是一个糖原贮积症Ⅰ型的系谱，简答如下问题：

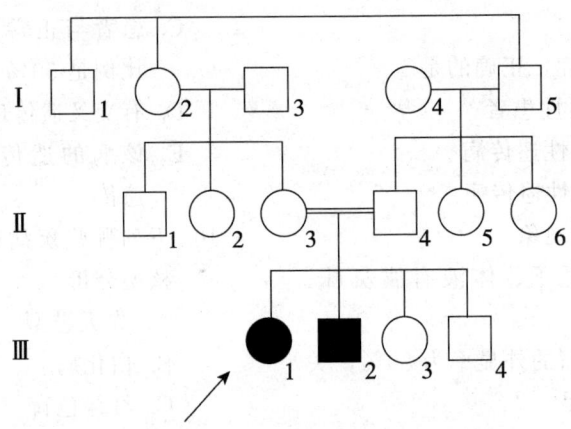

(1) 判断此病的遗传方式，写出先证者及其父母的基因型。(2) 患者的正常同胞是携带者的概率是多少？(3) 如果人群中携带者的频率为 1/100，问 III_3 随机婚配生下患者的概率为多少？

9. 父亲是红绿色盲患者，母亲外表正常，生下一个女儿是红绿色盲，一个男孩是血友病 A 患者（提示：色盲基因用 b 表示，血友病基因用 h 表示，两致病基因均在 X 染色体上，如不考虑交换），问：(1) 他们所生的女孩中，色盲患者的概率是多少？正常的概率是多少？血友病 A 患者的概率是多少？(2) 他们所生的男孩中，色盲患者的概率是多少？血友病 A 患者的概率是多少？正常的概率是多少？

10. 一个色觉正常的女儿，可能有色盲的父亲吗？可能有色盲的母亲吗？一个色盲的女儿可能有色觉正常的父亲吗？能有色觉正常的母亲吗？

11. 人类的指关节僵直症是由一个显性基因引起的，外显率为 75%。如果杂合子患者与正常个体婚配，在他们子女中患这种病的比例是多少？

12. 下面是一个不完全外显的系谱，外显率为 80%，II_1 和 II_2 再生孩子的患病风险是多少？

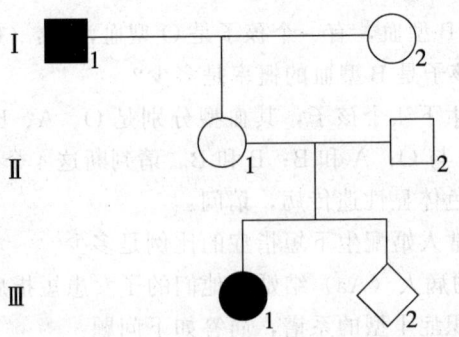

13. 下面是一个视网膜母细胞瘤（不完全外显）的系谱，假如外显率为 90%，问 II_1 和 II_2 婚配生下患儿的风险是多少？

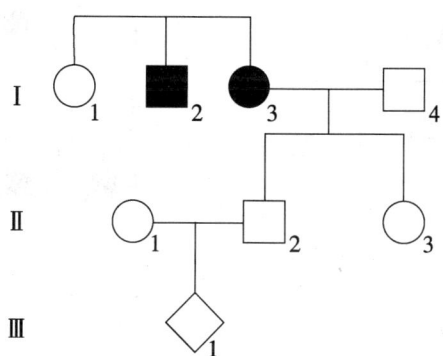

14. 下面是一个遗传性小脑运动失调的家系，该病常表现为延迟显性。该病 30 岁以前发病者为 10%，30～40 岁发病者为 90%，40 岁后一般不会发病。系谱中患者的正常同胞将来的发病风险是多少？（II_2：61 岁，III_4：29 岁，III_5：27 岁，III_6：28 岁）

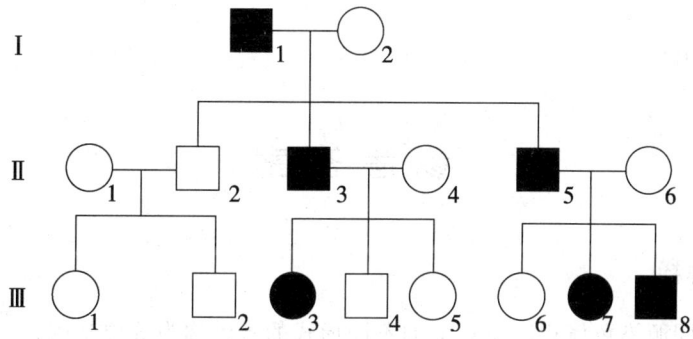

15. 下面是一个白化病的系谱，该病的遗传方式为常染色体隐性遗传，II_1 和 II_2 再生孩子是白化病的风险是多少？

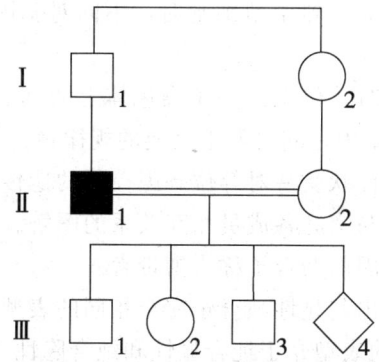

16. 从遗传学角度解释以下情况：① 双亲全为聋哑，但其后代正常；② 双亲全正常，其后代出现聋哑；③ 双亲全为聋哑，其后代全为聋哑。

17. 判断下列系谱符合哪种遗传方式？根据是什么？写出患者及其双亲的基因型。

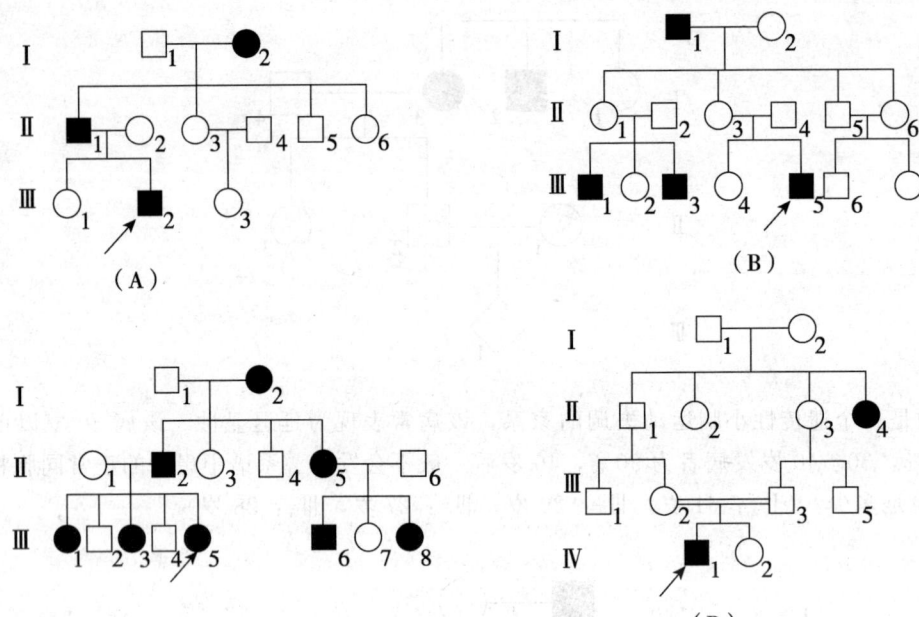

(A)　(B)　(C)　(D)

参 考 答 案

一、名词解释

1. 位于一对同源染色体相同位点上的不同形式的基因称为等位基因。

2. 位于一对同源染色体上某一特定位点的三种或三种以上的基因称为复等位基因。

3. 分离定律指成对的遗传因子（等位基因）独立存在，在成熟生殖细胞形成时彼此分离，分别进入不同的配子中去。

4. 自由组合定律指生物形成成熟生殖细胞时，不同对基因独立行动，以均等的机会组合到一个配子中去。

5. 生物形成成熟生殖细胞时，位于同一条染色体上的基因相伴随而联合传递的规律称连锁律；同源染色体上的等位基因之间可发生交换的规律称为互换律。

6. 单基因遗传指某种遗传性状受一对等位基因控制的遗传。

7. 系谱指某种遗传病患者与家庭各成员相互关系的图解。

8. 表型正常但带有致病基因的杂合子称为携带者。

9. 完全显性指杂合子表现出与显性纯合子完全相同的表型。

10. 不完全显性指杂合子的表型介于纯合显性和纯合隐性之间，也称半显性。

11. 不规则显性指带有显性基因的杂合子由于某种原因不表现出相应的性状，可在系谱中出现隔代遗传现象。

12. 共显性指一对等位基因之间，没有显性和隐性的区别，在杂合状态下，两种基因的作用同时完全表现。

13. 延迟显性指某些带有显性基因（如显性致病基因）的杂合子，并非在出生后即表现相应性状或症状,而是发育到一定年龄时该基因的作用才表现出来。

14. 表现度指杂合子显性基因表达的程度,是个体概念。

15. 外显率指一定基因型的个体在特定环境中形成相应表型的百分率,是群体概念。

16. X连锁遗传中男性的致病基因只能从母亲传来,将来只能传给女儿,不存在男性向男性的传递,称为交叉遗传。

17. 遗传异质性指表型相同而基因型不同的现象。

二、填空题

1. 白花　红花
2. 表现型　基因型
3. 纯合体(子)　杂合体(子)
4. Aa 和 aa
5. Bb、bb　Bb、Bb　bb、bb　BB、bb
6. 同源染色体
7. BbSs　大粒少油　4　BS、Bs、bS、bs　4　9　3　3　1　300　300
8. 非同源染色体
9. 连锁
10. 连锁群
11. 5%
12. AB　Ab　aB　ab　AB　Ab
13. 常染色体隐性遗传　常染色体显性遗传　X连锁隐性遗传　X连锁显性遗传　Y连锁遗传
14. 0　100%
15. 高
16. 完全显性　不完全显性　不规则显性　共显性　延迟显性
17. Aa、aa　1/2　1/2
18. A　B　O　AB
19. 半合子
20. X^hX^h　X^HX^h　X　患者
21. 50%　50%
22. 100%　100%
23. 性　常
24. 从性遗传
25. 限性遗传

三、选择题

(一) 单选题

1. C　2. C　3. D　4. E　5. D　6. B　7. A　8. C　9. C
10. D　11. E　12. B　13. D　14. C　15. E　16. A　17. A　18. C
19. B　20. B

(二) 多选题

1. ABCD 2. BCD 3. ABCE 4. ABCE 5. AB 6. ABDE 7. AB 8. CE
9. AB 10. BCE

四、问答题

1. （1）F_1代基因型为 Rr，表型均为红花豌豆；（2）F_2代表型是红花豌豆和白花豌豆，分离比为 3∶1，基因型为 RR、Rr 和 rr，分离比为 RR∶Rr∶rr＝1∶2∶1；（3）F_2代显性性状出现的概率为 3/4，隐性性状出现的概率为 1/4；（4）F_2代显性性状中，杂合子出现的概率为 2/3。

2. （1）它能产生 2 种雄配子；（2）雄配子的类型是 BV 和 bv；（3）符合完全连锁遗传。

3. （1）它能产生 4 种雌配子；（2）雌配子的类型是 BV、bv、Bv、bV；（3）符合不完全连锁遗传。

4. 由题意可知：丈夫的基因型为 $I^A i$，妻子的基因型为 $I^A I^B$，根据分离定律和共显性的原理，这对夫妇的后代可能出现 A 型、B 型、AB 型血，不可能出现 O 型血。

5. 由题意可知：父亲的基因型为 $I^B i$，母亲的基因型为 ii，根据分离定律的原理，（1）第二个孩子是 O 型血的概率为 1/2；（2）第二个孩子是 B 型血的概率为 1/2。

6. O 型血的孩子，其父母血型可能是 O 与 O；A 型血的孩子，其父母血型可能是 AB 与 O；B 型血的孩子，其父母血型可能是 B 和 B；AB 型血的孩子，其父母血型可能是 A 和 B。

7. （1）1/2；（2）3/4。

8. （1）遗传方式是常染色体隐性遗传；致病基因用 a 表示，先证者的基因型是 aa，先证者父母的基因型是 Aa×Aa；（2）2/3；（3）因为 $Ⅲ_3$ 有两个患病同胞，故她是携带者的概率为 2/3，所以 $Ⅲ_3$ 随机婚配生下患者的可能性为：2/3×1/100×1/4＝1/600。

9. 红绿色盲和血友病 A 都属于 X 连锁隐性遗传病。由题意可知：母亲既是红绿色盲基因携带者也是血友病 A 基因携带者，根据儿子是血友病 A 患者而视觉正常可知，两致病基因不在同一条染色体上。因此双亲的基因型是：$X_h^B X_H^b \times X_H^b Y$，如不考虑交换，在这样的婚配形式下，他们所生的女孩中患色盲的概率为 50%，正常的概率为 50%，患血友病 A 的概率为 0。他们所生的男孩中患色盲的概率是 50%，患血友病 A 的概率为 50%，正常的概率为 0。

10. 一个色觉正常的女儿，可能有色盲的父亲，也可能有色盲的母亲；一个色盲的女儿，不可能有色觉正常的父亲，可能有色觉正常但是色盲基因携带者的母亲。

11. 设致病基因用 R 表示，杂合子患者基因型为 Rr，正常人的基因型为 rr，婚配后预计生患儿的风险为 1/2。因为该病的外显率为 75%，所以婚配后男子患这种病的比例是 1/2×75%＝37.5%。

12. $Ⅱ_1$ 和 $Ⅱ_2$ 再生孩子的患病风险为：80%×1/2＝40%。

13. 因为 $Ⅱ_1$ 和 $Ⅱ_2$ 未生下患者，所以 $Ⅱ_2$ 的基因型不能肯定，需按照 Bayes 定律计算 $Ⅱ_2$ 是杂合子的概率，如下表：

概率	II₂ 是杂合子 Aa	II₂ 是纯合子 aa
前概率	1/2	1/2
条件概率	0.1	1
联合概率	0.05	0.5
后概率	0.05/(0.05+0.5)=0.09	0.5/(0.05+0.5)=0.91

II₂ 是杂合子 Aa 的概率为 0.09，所以 II₁ 和 II₂ 婚配生下患者的风险是：$0.09 \times 1/2 \times 90\% = 0.041 = 4.1\%$。

14. 系谱中 II₂ 已 61 岁未发病，根据题意，他和他的子女不会再发病。III₄、III₅、III₆ 均未达 30 岁，用 III₄,₅,₆ 表示，按照 Bayes 定律计算：

概率	III₄,₅,₆ 是 Aa	III₄,₅,₆ 是 aa
前概率	1/2	1/2
条件概率	0.9	1
联合概率	0.45	0.5
后概率	0.45/(0.45+0.5)=0.4737	0.5/(0.45+0.5)=0.5267

所以系谱中患者的正常同胞 III₄、III₅、III₆ 是杂合子 Aa 的风险为 47.3%，故他们将来发病的风险是 47.37%。

15. 白化病是一种常染色体隐性遗传病，II₁ 为患者（aa），I₁ 肯定是携带者；I₂ 有 1/2 的可能性为携带者，II₂ 是携带者的前概率是 1/4，II₂ 不是携带者的前概率为 3/4，II₁ 和 II₂ 婚后已生出 3 个并不患白化病的孩子，如果 II₂ 是携带者，生 3 个孩子都不患白化病的概率为 $(1/2)^3$。如果 II₂ 不是携带者，生出 3 个孩子均正常的概率为 1^3，据此求出联合概率和后概率：

概率	II₂ 是 Aa	II₂ 是 AA
前概率	1/4	3/4
条件概率	$(1/2)^3=1/8$	$1^3=1$
联合概率	$1/4 \times 1/8 = 1/32$	3/4
后概率	$(1/32)/(1/32+3/4)=1/25$	$(3/4)/(1/32+3/4)=24/25$

II₂ 是杂合子 Aa 的风险为 1/25，所以 II₁ 和 II₂ 再生孩子患白化病的风险是 $1/25 \times 1/2 = 1/50$。

16. ① 遗传的异质性，如 aaBB × AAbb → AaBb，子代每一对致病基因都未达到隐性纯合。

② 双亲均为聋哑病基因携带者，如 Aa 与 Aa，子代可有 1/4 达到 aa 纯合而发病。

③ 双亲全为同一位点隐性致病基因纯合子患者，如 aa 与 aa，所以子代全发病。

17. ① 系谱 A 的遗传方式属 AD，判断依据为：该病在家系中代代相传，且无性别分布上的差异。双亲无病时，子代不患病。患者的双亲有患者。患者基因型全为 Aa，双亲基因型 I₁ 为 aa，I₂ 为 Aa，II₁ 为 Aa，II₂ 为 aa。

② 系谱 B 的遗传方式属 XR，判断依据为：系谱中全是男性患者，双亲无病时，儿子可发病，女儿不发病，儿子的致病基因由其母亲交叉传递而来。患者基因型全为 X^dY，患者双亲基因型中，父亲全为 X^DY，母亲全为 X^DX^d。

③ 系谱 C 的遗传方式属 XD，判断依据为：该病在家系中代代相传，且女性患者明显多于男性；男性患者的女儿全部为患者，儿子全部正常，出现交叉遗传。男患者基因型为 X^AY，女患者基因型为 X^AX^a；患者双亲基因型：I_1 和 I_2 的基因型分别为 X^aY 和 X^AX^a；II_1 和 II_2 的基因型分别是 X^aX^a 和 X^AY，II_5 和 II_6 的基因型分别为 X^AX^a 和 X^aY。

④ 系谱 D 的遗传方式属 AR，系谱中男、女发病机会均等。系谱中表现为散发遗传，患者双亲往往是表型正常的致病基因携带者，近亲婚配后代的发病率比非近亲婚配后代的发病率高。

（李秀梅）

第六章 多基因病

测试题

一、名词解释

1. 质量性状
2. 数量性状
3. 微效基因
4. 多基因病
5. 易患性
6. 发病阈值
7. 易感性
8. 遗传度

二、填空题

1. 质量性状由_____对等位基因决定，数量性状由_____对基因决定。
2. 质量性状的相对性状之间差别_____，中间_____过渡类型，性状的变异分布_____，不同的个体之间有_____的差别。
3. 数量性状的相对性状之间差别_____，中间_____过渡类型，性状的变异分布是_____，不同的个体之间没有_____的差别。
4. 性状变异在群体中呈不连续分布的称为_____，呈连续分布的称为_____，后者的分布曲线为_____。
5. 数量性状除受_____的遗传基础影响外，_____也起一定作用。
6. 在多基因病中，易患性的高低受_____和_____的双重影响。
7. 易患性正态分布曲线下的面积代表_____，易患性超过阈值的那部分面积占曲线下总面积的百分比为_____。
8. 多基因病在人群中的发病率一般都超过_____，在患者同胞中的发病率为_____。
9. 估计多基因病复发风险时，应用 Edward 公式的条件是：群体发病率为_____，遗传度为_____，公式中 f 与 P 的关系式为_____。
10. 如果一种多基因病的遗传度高于80%或群体发病率高于1%，则患者一级亲属的发病率_____群体发病率的平方根。
11. 在多基因病中，若一般群体发病率为 0.1%～1%，遗传度为 70%～80%时，患者一级亲属的发病率约为群体发病率的_____。
12. 多基因病的再发风险与家庭中患者_____以及_____呈正相关。
13. 多基因病发病率有性别差异时，发病率高的性别其阈值_____，该性别患者生育的后代复发风险较_____；发病率低的性别其阈值_____，该性别患者生育后代的复发风险较_____。
14. 先天幽门狭窄的男性发病率是女性的 5 倍，所以该病男性患者的儿子的发病风险将比该病女性患者的儿子的发病风险_____。

三、选择题

（一）单选题

1. 关于多基因假说，下列叙述错误的是
   A. 数量性状受两对或两对以上基因决定
   B. 每对等位基因间是共显性关系
   C. 数量性状受微效基因控制
   D. 环境因素起主导作用
   E. 微效基因与同源染色体的行为一致

2. 数量性状的遗传基础是
   A. 一对染色体上的多个基因
   B. 两对以上的主基因
   C. 两对以上的微效基因
   D. 几对染色体上的主基因
   E. 一对基因

3. 把群体某数量性状变异的分布绘成曲线，可以看到
   A. 曲线存在两个峰
   B. 曲线存在一个或两个峰
   C. 曲线只有一个峰
   D. 曲线存在两个或三个峰
   E. 曲线存在三个峰

4. 在多基因遗传中，两个极端变异的个体杂交后
   A. 子一代都是中间类型
   B. 子一代会出现少数极端变异个体
   C. 子一代变异范围很广
   D. 子一代大部分是中间类型，但也存在一定范围变异
   E. 子一代由于基因的自由组合，存在一定范围的变异

5. 下列哪种病是多基因病
   A. 血友病 A
   B. 白化病
   C. 唇裂
   D. 并指
   E. 红绿色盲

6. 环境因素在下列哪种疾病发病上起主要作用
   A. 血友病
   B. 白化病
   C. 消化性溃疡
   D. 红绿色盲
   E. 苯丙酮尿症

7. 不属于多基因遗传特点的是
   A. 群体中极端类型少，中间类型多
   B. 在大群体中，个体变异呈现正态分布
   C. 中间类型个体杂交，后代都是中间类型
   D. 微效基因和环境因素共同作用决定个体的表型
   E. 相比质量性状，数量性状更易受环境影响

8. 精神分裂症是
   A. 单基因病
   B. 多基因病
   C. 染色体病
   D. 线粒体遗传病
   E. 体细胞遗传病

9. 人类身高属多基因遗传，如果两个中等身高的个体婚配，其子女身高大部分为
   A. 极高
   B. 偏高
   C. 偏矮
   D. 极矮
   E. 中等

10. 决定多基因遗传性状或疾病的基因称为
    A. 单基因
    B. 显性基因
    C. 隐性基因
    D. 复等位基因
    E. 微效基因

11. 如果某种遗传性状的变异在群体中

的分布只有一个峰,这种性状称
   A. 显性性状
   B. 隐性性状
   C. 数量性状
   D. 质量性状
   E. 单基因性状

12. 下列哪项为数量性状的特征
    A. 变异分布连续,呈单峰曲线
    B. 变异分布连续,呈双峰曲线
    C. 变异不分布连续,呈双峰曲线
    D. 变异在不同水平上分布平均
    E. 变异分2~3个群,个体间差异显著

13. 遗传度是
    A. 遗传性状的表现程度
    B. 致病基因危害的程度
    C. 遗传因素对性状的影响程度
    D. 遗传病发病率的高低
    E. 遗传性状的异质性

14. 多基因病的遗传度越高,则表示该种多基因病
    A. 是遗传因素作用
    B. 是环境因素作用
    C. 主要是遗传因素的作用,环境因素作用较小
    D. 主要是环境因素的作用,遗传因素作用较小
    E. 遗传因素和环境因素的作用各一半

15. 由遗传因素和环境因素决定发生某种多基因病的风险大小称
    A. 遗传度
    B. 易感性
    C. 易患性
    D. 阈值
    E. 表现度

16. 遗传因素在多基因病发生中的作用大小可用下列哪项来衡量
    A. 遗传背景
    B. 表现度
    C. 易患性
    D. 遗传度
    E. 标准差

17. 一定的环境条件下,多基因遗传病的阈值代表造成发病所需的
    A. 最低的易患性基因数量
    B. 最高的复等位基因数量
    C. 最低的共显性基因数量
    D. 最高的易患性基因数量
    E. 最高的共显性基因数量

18. 多基因病的群体易患性平均值与阈值距离越远,则
    A. 群体易患性平均值越高,群体发病率越高
    B. 群体易患性平均值越低,群体发病率越低
    C. 群体易患性平均值越高,群体发病率越低
    D. 群体易患性平均值越低,群体发病率越高
    E. 群体易患性平均值与群体发病率无关

19. 一种遗传病的遗传度为30%~40%,表明
    A. 遗传因素是决定易患性的主要因素,环境因素的作用是次要的
    B. 环境因素在决定易患性上起主要作用,遗传因素的作用是次要的
    C. 子代发病率为30%~40%
    D. 患者同胞发病率为30%~40%
    E. 患者一级亲属发病率为30%~40%

20. 有些多基因病的群体发病率有性别差异,发病率低的性别
    A. 阈值低,患者子女复发风险与一般群体相同
    B. 阈值低,患者子女的复发风险相对较低

C. 阈值高，患者子女的复发风险相对较低

D. 阈值低，患者子女的复发风险相对较高

E. 阈值高，患者子女的复发风险相对较高

21. 多基因病中患者同胞中的发病率一般为
    A. 1/10000
    B. 1/4
    C. 1/1000
    D. 1%～10%
    E. 0.1%～1%

22. 不属于多基因病特点的是
    A. 二级亲属发病率低于一级亲属发病率
    B. 患者所在家族发病率高于群体发病率
    C. 近亲婚配时，子女中一定有患者
    D. 病情严重的患者，其后代发病率高
    E. 发病因素中有环境因素的作用

23. 多基因遗传病患者亲属的发病风险受亲属等级的影响，患者的下列各级亲属中，发病风险最低的是
    A. 子女
    B. 孙子、孙女
    C. 表兄妹
    D. 外甥、外甥女
    E. 侄子和侄女

24. 应用 Edward 公式估计多基因遗传病复发风险，要求群体发病率为
    A. 1/10000
    B. 1/4
    C. 1/1000
    D. 1%～10%
    E. 0.1%～1%

25. 在一个被调查的人群中，糖尿病（早发型）的群体发病率是 0.25%，遗传度为 75%，则患者一级亲属的发病率是
    A. 4%
    B. 5%
    C. 6%
    D. 7%
    E. 3%

26. 与多基因病发病风险相关的因素是
    A. 家庭中患者的多少，致病基因是显性还是隐性
    B. 遗传与环境因素，性连锁与否
    C. 亲属级别、家庭中患者人数、严重程度、遗传度
    D. 遗传度、基因性质、亲属级别
    E. 性别、环境因素、致病基因性质

27. 多基因病发病风险的估计与下列哪种因素无关
    A. 群体发病率
    B. 遗传度高低
    C. 孕妇年龄
    D. 病情的轻重
    E. 患病人数

28. 下列叙述中不正确的是
    A. 家庭中多基因病患者越多，则再发风险越高
    B. 病情越严重，则患者的子女再发风险越高
    C. 先天性幽门狭窄女性的发病率低于男性的发病率
    D. 随着亲属级别的降低，患者亲属发病率明显升高
    E. 多基因病由遗传因素和环境因素共同决定

29. 哪种患者的后代发病风险高
    A. 单侧唇裂
    B. 单侧腭裂
    C. 双侧唇裂
    D. 单侧唇裂+腭裂
    E. 双侧唇裂+腭裂

30. 关于多基因病复发风险的叙述，正确的是

A. 与该病的遗传度有关，而与一般群体的发病率无关
B. 与一般群体的发病率有关，而与该病的遗传度无关
C. 与该病的遗传度和一般群体的发病率的大小都有关
D. 与性别有关，与亲缘系数无关
E. 与亲缘系数有关，与性别无关

31. 癫痫在我国的发病率为 0.36%，遗传度约为 70%。一对表型正常的夫妇结婚后，第一胎因患癫痫而夭折，他们再次生育时复发风险是
 A. 70%
 B. 0.36%
 C. 0.6%
 D. 6%
 E. 60%

32. 唇裂在我国的群体发病率为 0.17%，遗传度约为 76%。一对夫妻表型正常，生了一个唇裂患儿，他们再次生育时患唇裂的风险为
 A. 0
 B. 4%
 C. 1/2
 D. 1/4
 E. 100%

33. 先天性幽门狭窄是一种多基因病，男性发病率为 0.5%，女性发病率为 0.1%，患者亲属中发病率最高的是
 A. 女性患者的儿子
 B. 男性患者的儿子
 C. 女性患者的女儿
 D. 男性患者的女儿
 E. 男性患者的孙子

四、问答题

1. 数量性状与质量性状有什么区别？
2. 数量性状有哪些特征？
3. 阐述数量性状的多基因假说。

(二) 多选题

1. 有关多基因遗传，下列哪些说法是正确的
 A. 有两对以上基因控制
 B. 每对基因的作用是微小的
 C. 基因间是共显性
 D. 基因间的作用可相互抵消
 E. 受环境因素的影响

2. 多基因病的发病风险受下列哪些因素影响
 A. 群体发病率
 B. 亲属等级
 C. 病情的轻重
 D. 发病阈值
 E. 近亲婚配

3. 多基因病中，患者一级亲属的发病率可用 Edward 公式计算的条件是
 A. 遗传度为 70%~80%
 B. 群体发病率为 1%~10%
 C. 遗传度在 70%以下
 D. 遗传度在 80%以上
 E. 群体发病率为 0.1%~1%

4. 属于多基因遗传的常见性状有
 A. 身高
 B. 智力
 C. 肤色
 D. 血压
 E. ABO 血型

5. 多基因病的特点是
 A. 有家族聚集倾向
 B. 发病率有种族差异
 C. 每种病的发病率均高于 0.1%
 D. 患者同胞的发病风险为 1/2 或 1/4
 E. 近亲婚配后代的发病风险增高较常染色体隐性遗传明显

4. 多基因病有哪些特点？

5. 临床医师如何判断一种病是多基因病？

6. 估计多基因病的再发风险时，应综合考虑哪几方面的情况？

7. 某种多基因病在我国人群发病率为 0.17%，遗传度为 80%。此病患者的一级亲属发病风险是多少？

8. 已知某种多基因病在男性的发病率为 0.2%，在女性的发病率为 1%，试问哪种性别的患者婚后所生子女发病风险高？为什么？

参　考　答　案

一、名词解释

1. 质量性状指在群体中，性状的变异分布是不连续的，相对性状之间的差异明显，中间没有过渡类型，彼此间有质的区别。

2. 数量性状指在群体中，性状的变异分布是连续的，不同个体间没有质的差别，只是量的差异，并且在群体中有许多表现类型。

3. 数量性状由两对或两对以上的基因决定，每对基因间没有显、隐性的区别，是共显性的，每个基因对表型的影响是微小的，但多个基因的作用累积起来，决定一个个体的表型。这些基因称微效基因。

4. 人类一些常见的畸形和疾病，患者同胞发病率只有 1%～10%，群体中每种病的发病率大多超过 0.1%，这类疾病的遗传基础不是一对基因，而是受若干对基因控制，环境因素往往在这类疾病中也起较重要的作用。这类疾病称多基因病。

5. 在多基因病中，由遗传基础和环境因素共同作用，决定一个个体是否易于患病，称为易患性。

6. 决定多基因病发病的易患性限度或临界指标称为发病阈值。

7. 在多基因遗传病中，若干作用微小但有累积效应的致病基因构成了个体患某种病的遗传因素，这种由遗传基础决定一个个体患病的风险称为易感性。

8. 在多基因遗传病中，易患性的高低受遗传因素和环境因素的双重影响，其中遗传因素即致病基因所起的作用的大小称为遗传度，又称为遗传率。

二、填空题

1. 一　多

2. 显著　没有　不连续　质

3. 微小　有很多　连续的　质

4. 质量性状　数量性状　正态分布曲线

5. 多基因　环境因素

6. 遗传基础　环境因素

7. 总人群　患病率

8. 1/1000　1%～10%

9. 0.1%～1%　70%～80%　$f=\sqrt{P}$

10. 高于
11. 平方根
12. 人数　病情严重程度
13. 低　低　高　高
14. 低

三、选择题

(一) 单选题

1. D　2. C　3. C　4. D　5. C　6. C　7. C　8. B　9. E
10. E　11. C　12. A　13. C　14. C　15. C　16. D　17. A　18. B
19. B　20. E　21. D　22. C　23. C　24. E　25. B　26. C　27. C
28. D　29. E　30. C　31. D　32. B　33. A

(二) 多选题

1. ABCE　2. ABCDE　3. AE　4. ABCD　5. ABC

四、问答题

1. 两者区别：① 数量性状受两对或两对以上微效基因决定，而质量性状一般受一对等位基因决定。② 数量性状的相对性状类型多，差别小，不同个体的变异是连续的；质量性状的相对性状类型少，并存在质的差别，不同个体的变异是不连续的。③ 数量性状由遗传因素和环境因素共同作用形成，有时环境因素起较明显作用；质量性状主要由遗传因素决定。

2. 数量性状的特征大致有四点：① 个体间的差异很难描述，需要度量。② 在一个群体中，变异呈连续性。③ 数量性状受多基因控制。④ 数量性状对环境影响敏感。

3. 多基因假说的主要论点是：① 数量性状由许多微效基因控制。② 这些基因的效应相似且累加，符合分离定律、自由组合定律以及连锁互换定律。③ 这些基因间一般没有显、隐性关系。④ 数量性状同时受基因型和环境的作用，而且对环境比较敏感。

4. 多基因病有下列特点：① 有明显的家族聚集倾向，也就是患者亲属发病率高于一般群体发病率。② 随着亲属级别的降低，患者亲属发病风险明显降低。③ 近亲婚配时，子女的患病风险也增高，但不如单基因遗传中的常染色体隐性遗传病那样显著。④ 病情越重，患者同胞及后代发病风险越大。⑤ 发病率有种族（或民族）差异，这表明不同种族（民族）的基因库是不同的。⑥ 每种病的发病率均高于0.1%。

5. 如果某些病的发病率大多超过0.1%，家系调查表明这些病与遗传因素有关，且常见有家族聚集倾向，但系谱分析又不符合一般的显性、隐性或伴性遗传方式，即同胞的发病率远比1/2或1/4低，只有1%～10%，且与环境因素有明显的关系，那么，可认为这些病是多基因病。

6. 应考虑以下几种情况：① 若某种多基因病的群体发病率为0.1%～1%，遗传度为70%～80%，则患者一级亲属发病率为群体发病率的平方根。② 一个家庭中患病的人数越多，则该病再发风险越高。③ 病情严重的患者，后代发病率较高。④ 当一种病的群体发病率有性别差异时，群体发病率低的性别患者的后代发病率较高；群体发病率高的性别患者的后代发病率较低。

7. $f=\sqrt{P}=\sqrt{0.17/100}\approx 4\%$

8. 男性患者所生子女发病风险高。因为这种多基因病中，女性的群体发病率高于男性5倍，说明女性的阈值低，男性的阈值高。男性一旦发病，说明他一定带有较多的易感基因，因此，他的子女发病风险高。

（赵春艳）

第七章 分子病与遗传性酶病

测 试 题

一、名词解释

1. 分子病
2. 遗传性酶病
3. 血红蛋白病
4. 异常血红蛋白病
5. 地中海贫血
6. 血友病

二、填空题

1. 血红蛋白病中，由于珠蛋白_____异常引起的是异常血红蛋白病，由于珠蛋白_____异常引起的是地中海贫血。
2. 血红蛋白分子是由两条_____和两条_____珠蛋白链组成的四聚体，每条珠蛋白链各结合一个_____。
3. 人类胎儿期血红蛋白主要是 HbF，其分子组成是_____，成人期主要是 HbA，其分子组成为_____。
4. 人类珠蛋白基因在基因簇中的排列顺序与它们在发育过程中的表达顺序相关，胚胎期是_____端的基因先表达，成人期是_____端的基因表达。
5. 人类 α 珠蛋白基因簇定位于_____，人类 β 珠蛋白基因簇定位于_____。
6. 镰状细胞贫血患者的血红蛋白是 HbS，其分子组成是_____。
7. 镰状细胞贫血是由_____珠蛋白基因缺陷所引起的一种疾病，呈现_____遗传。
8. 导致异常血红蛋白病的最常见的基因突变类型是_____。
9. 融合基因 δβ 和 βδ 的形成机制涉及减数分裂中同源染色体_____引发的不等交换。
10. 地中海贫血分成_____地贫和_____地贫两大类型。
11. α 地中海贫血是由于_____珠蛋白基因缺陷，导致_____珠蛋白合成受到抑制，结果使_____珠蛋白相对"过剩"所引起。
12. Hb Bart's 胎儿水肿综合征患者具有_____个正常的 α 珠蛋白基因，HbH 病患者具有_____个正常的 α 珠蛋白基因。
13. 静止型 α 地中海贫血患者具有_____个正常的 α 珠蛋白基因，轻型 α 地中海贫血患者具有_____个正常的 α 珠蛋白基因。
14. HbH 病患者可能的基因型是_____、_____、_____。
15. β 地中海贫血是由于_____珠蛋白基因缺陷，导致_____珠蛋白合成受到抑制，结果使_____珠蛋白相对"过剩"所引起。
16. β 地中海贫血重型患者的 β 珠蛋白合成量_____，轻型患者的 β 珠蛋白合成量_____。
17. 地中海贫血分成突变型和缺失型两大类，其中 α 地中海贫血以_____多见，而 β

地中海贫血以_____为主。

18. 血友病 A 是由于_____球蛋白基因缺陷所引起，属于_____蛋白病。
19. 进行性假肥大性肌营养不良症（DMD）表现为_____遗传方式，它是由于_____蛋白遗传性缺陷所致。
20. 进行性假肥大性肌营养不良症（DMD）属于_____蛋白病。
21. 家族性高胆固醇血症（FH）是由于患者的_____受体蛋白遗传性缺陷所致，该病属_____遗传方式，表现为_____。
22. 家族性高胆固醇血症（FH）属于_____蛋白病。
23. 苯丙酮尿症患者肝细胞的_____酶（PAH）遗传性缺陷。该病的遗传方式为_____。
24. 白化病Ⅰ型患者缺乏_____酶。该病属_____遗传方式。
25. 典型的半乳糖血症患者缺乏_____酶。该病属_____遗传方式。
26. 脂代谢病中，Gaucher 病是由于患者_____基因缺陷引起。该病属_____遗传方式。

三、选择题

（一）单选题

1. 人类胎儿期的主要血红蛋白是 HbF，其分子组成是
   A. $\alpha_2\beta_2$
   B. $\alpha_2\gamma_2$
   C. $\alpha_2\epsilon_2$
   D. $\alpha_2\delta_2$
   E. $\zeta_2\epsilon_2$

2. 人类成人期红细胞中的主要血红蛋白是 HbA，其分子组成是
   A. $\alpha_2\beta_2$
   B. $\alpha_2\gamma_2$
   C. $\alpha_2\epsilon_2$
   D. $\alpha_2\delta_2$
   E. $\zeta_2\epsilon_2$

3. 人类 α 珠蛋白基因簇定位于
   A. 11p13
   B. 11p15
   C. 11q15
   D. 16q15
   E. 16p13

4. 人类 β 珠蛋白基因簇定位于
   A. 11p13
   B. 11p15
   C. 11q15
   D. 16q15
   E. 16p13

5. 镰状细胞贫血患者的血红蛋白是 HbS，其分子组成是
   A. $\alpha_2\beta_2^{6谷\to赖}$
   B. $\alpha_2\beta_2^{26谷\to赖}$
   C. $\alpha_2\beta_2^{26谷\to缬}$
   D. $\alpha_2\beta_2^{6缬}$
   E. $\alpha_2\beta_2^{6缬}$

6. 引起镰状细胞贫血的 β 珠蛋白基因突变类型是
   A. 移码突变
   B. 错义突变
   C. 无义突变
   D. 整码突变
   E. 终止密码突变

7. 人类 Hb Lepore 的类 β 珠蛋白链由 δβ 基因编码，该基因的形成机制是
   A. 碱基置换
   B. 碱基插入
   C. 密码子插入
   D. 染色体错误配对引发的不等交换
   E. 基因剪接

8. Hb Bart's 胎儿水肿综合征患者缺失α珠蛋白基因的数目是
   A. 0
   B. 1
   C. 2
   D. 3
   E. 4

9. 静止型α地中海贫血患者缺失α珠蛋白基因的数目是
   A. 0
   B. 1
   C. 2
   D. 3
   E. 4

10. HbH 病患者缺失α珠蛋白基因的数目是
    A. 0
    B. 1
    C. 2
    D. 3
    E. 4

11. 轻型α地中海贫血患者缺失α珠蛋白基因的数目是
    A. 0
    B. 1
    C. 2
    D. 3
    E. 4

12. β地中海贫血患者缺失α珠蛋白基因的数目是
    A. 0
    B. 1
    C. 2
    D. 3
    E. 4

13. HbH 病患者的可能基因型是
    A. --/--
    B. -α/-α
    C. --/αα
    D. -α/αα

    E. $\alpha\alpha^{CS}$/--

14. 正常人与 HbH 病患者结婚，生出轻型α地中海贫血患者的可能性是
    A. 0
    B. 1/8
    C. 1/4
    D. 1/2
    E. 1

15. 正常人与轻型α地中海贫血患者（-α/-α）结婚，生出轻型α地中海贫血患者的可能性是
    A. 0
    B. 1/8
    C. 1/4
    D. 1/2
    E. 1

16. 静止型α地中海贫血患者与 HbH 病患者结婚，生出 HbH 病患者的可能性是
    A. 0
    B. 1/8
    C. 1/4
    D. 1/2
    E. 1

17. 静止型α地中海贫血患者与轻型α地中海贫血患者（-α/-α）结婚，生出轻型α地中海贫血患者的可能性是
    A. 0
    B. 1/8
    C. 1/4
    D. 1/2
    E. 1

18. 静止型α地中海贫血患者之间婚配，生出轻型α地贫血患者的可能性是
    A. 0
    B. 1
    C. 1/2
    D. 1/4
    E. 1/8

19. 轻型β地中海贫血患者的可能基因型是
   A. β^0/β^+
   B. $\delta\beta^0/\delta\beta^+$
   C. β^0/β^A
   D. β^+/β^+
   E. β^+（高F）/β^+（高F）

20. 基因型为β^0/β^+的个体表现为
   A. 重型β地中海贫血
   B. 中间型β地中海贫血
   C. 轻型β地中海贫血
   D. 静止型地中海贫血
   E. 正常

21. 基因型为β^+（高F）/β^+（高F）的个体表现为
   A. 重型β地中海贫血
   B. 中间型β地中海贫血
   C. 轻型β地中海贫血
   D. 静止型地中海贫血
   E. 正常

22. 基因型为$\delta\beta^0/\beta^A$的个体表现为
   A. 重型β地中海贫血
   B. 中间型β地中海贫血
   C. 轻型β地中海贫血
   D. 静止型地中海贫血
   E. 正常

23. 重型β地中海贫血患者与正常人结婚，其后代表现为
   A. 重型β地中海贫血
   B. 中间型β地中海贫血
   C. 轻型β地中海贫血
   D. 静止型地中海贫血
   E. 正常

24. 正常人与重型β地中海贫血患者结婚，生出轻型β地中海贫血患者的可能性是
   A. 0
   B. 1/8
   C. 1/4
   D. 1/2
   E. 1

25. 血友病A型和B型的遗传方式同是
   A. AD
   B. AR
   C. XD
   D. XR
   E. Y连锁

26. 血友病A型患者体内遗传性缺乏
   A. ⅧAHG因子
   B. ⅧVWF因子
   C. Ⅸ因子
   D. Ⅹ因子
   E. Ⅺ因子

27. 导致家族性高胆固醇血症的缺陷基因是
   A. 铜运转蛋白基因
   B. 肌营养不良蛋白基因
   C. AHG基因
   D. 低密度脂蛋白基因
   E. 低密度脂蛋白受体蛋白基因

28. 白化病Ⅰ型患者体内缺乏
   A. 苯丙氨酸羟化酶
   B. 半乳糖激酶
   C. 酪氨酸酶
   D. 精氨酸酶
   E. 葡萄糖-6-磷酸脱氢酶

29. 与苯丙酮尿症不符的临床特征是
   A. 患者尿液有大量的苯丙氨酸
   B. 患者尿液有苯丙酮酸
   C. 患者尿液和汗液有特殊臭味
   D. 患者智力发育低下
   E. 患者的毛发和肤色较浅

30. 苯丙酮尿症患者体内哪种物质异常增高
   A. 酪氨酸
   B. 5-羟色胺
   C. γ-氨基丁酸
   D. 黑色素
   E. 苯丙酮酸

31. 苯丙酮尿症患者体内缺乏
   A. 酪氨酸酶

B. 精氨酸酶
C. 半乳糖激酶
D. 苯丙氨酸羟化酶
E. 葡萄糖-6-磷酸酶

32. 半乳糖血症患者体内缺乏
A. 酪氨酸酶
B. 葡萄糖-6-磷酸酶
C. 苯丙氨酸羟化酶
D. 半乳糖-1-磷酸尿苷转移酶
E. 精氨酸酶

33. 痛风涉及的异常代谢表现为
A. 代谢终产物缺乏
B. 代谢中间产物积累
C. 代谢底物积累
D. 代谢产物增加
E. 代谢副产物积累

34. 白化病Ⅰ型涉及的异常代谢结果是
A. 代谢终产物缺乏
B. 代谢中间产物积累
C. 代谢底物积累
D. 代谢产物增加
E. 代谢副产物积累

35. 苯丙酮尿症的发病机制是苯丙氨酸羟化酶缺乏导致
A. 代谢终产物缺乏
B. 代谢中间产物积累
C. 代谢底物积累
D. 代谢产物增加
E. 代谢副产物积累

36. 半乳糖血症与哪种代谢异常有关
A. 代谢终产物缺乏
B. 代谢中间产物积累
C. 代谢底物积累
D. 代谢产物增加
E. 代谢副产物积累

(二) 多选题

1. 能表达出人类正常珠蛋白的基因是
A. α
B. β
C. $\psi\beta$
D. γ
E. δ

2. 人类胚胎期的主要血红蛋白是
A. $\alpha_2\beta_2$
B. $\alpha_2\gamma_2$
C. $\alpha_2\delta_2$
D. $\alpha_2\epsilon_2$
E. $\zeta_2\epsilon_2$

3. 轻型 α 地中海贫血患者的可能基因型是
A. $--/--$
B. $-\alpha/-\alpha$
C. $-\alpha/\alpha\alpha$
D. $--/\alpha\alpha$
E. $\alpha\alpha/\alpha\alpha$

4. HbH 病患者的可能基因型是
A. $--/--$
B. $--/-\alpha$
C. $\alpha\alpha^T/--$
D. $-\alpha/-\alpha$
E. $\alpha\alpha^{CS}/--$

5. 重型 β 地中海贫血患者的可能基因型是
A. β^0/β^+
B. β^0/β^A
C. β^0/β^0
D. β^+/β^A
E. β^A/β^A

6. 轻型 β 地中海贫血患者的可能基因型是
A. β^0/β^+
B. β^0/β^A
C. β^0/β^0
D. β^+/β^A
E. $\delta\beta^0/\beta^A$

7. 镰状细胞贫血症患者的红细胞
A. 形态正常
B. 形态异常
C. 变形能力增加
D. 变形能力下降

  E. 易破裂

 8. 白化病Ⅰ型患者体内缺乏

  A. 精氨酸酶

  B. 精氨酸

  C. 酪氨酸酶

  D. 酪氨酸

  E. 黑色素

 9. 苯丙酮尿症患者的主要临床特征是

  A. 尿臭

  B. 尿黑

  C. 白化

  D. 白内障

  E. 弱智

 10. 造成苯丙酮尿症患者尿臭的物质是

  A. 5-羟色胺

  B. 苯乙酸

  C. 苯丙酮酸

  D. 苯乳酸

  E. 酪氨酸

四、问答题

1. 何谓血红蛋白病？它分几大类型？
2. 以镰状细胞贫血症为例，阐述分子病的发病机制。
3. 简述 Hb Bart's 胎儿水肿综合征的分子机制。
4. 试述重型 β 地中海贫血的分子机制及主要临床症状。
5. 酶基因缺陷如何引起各种代谢紊乱并导致疾病？
6. 苯丙酮尿症有哪些主要的临床特征？简述其分子机制。
7. 简述半乳糖血症的发病机制。
8. 简述家族性高胆固醇血症的分子机制。

参 考 答 案

一、名词解释

1. 分子病指基因突变造成蛋白质结构或合成量异常所引起的疾病。
2. 遗传性酶病指由于基因突变导致酶蛋白缺失或酶活性异常所引起的遗传性代谢紊乱，又称先天性代谢缺陷。
3. 血红蛋白病是指珠蛋白分子结构异常或合成量异常所引起的疾病。
4. 异常血红蛋白病又称异常血红蛋白综合征，是由于珠蛋白基因突变导致珠蛋白肽链结构异常所引起的血红蛋白分子病。
5. 地中海贫血是由于某种珠蛋白基因突变或缺失，使相应的珠蛋白链合成障碍，导致类 α 链和类 β 链合成不平衡，结果相对"过剩"的珠蛋白链自身聚集，沉降在红细胞膜上，使膜的变形能力降低、脆性增加。当这些红细胞通过狭窄的毛细血管时，易挤压破裂，引发溶血性贫血。
6. 血友病是一组凝血因子缺乏症，表现为遗传性的凝血障碍。血友病包括 A、B、C 三型，其中以血友病 A 较为常见。A、B 型属 XR 遗传方式，C 型为 AR 遗传方式。

二、填空题

1. 结构 数目（合成量）

2. 类α 类β 血红素
3. $α_2γ_2$ $α_2β_2$
4. 5′ 3′
5. 16p13 11p15
6. $α_2β_2^{6谷→缬}$
7. β 常染色体隐性
8. 错义突变
9. 错误配对
10. α β
11. α α β
12. 0 1
13. 3 2
14. --/-α $αα^T$/-- $αα^{CS}$/--
15. β β α
16. 很少或无 较多
17. 缺失型 突变型
18. 抗血友病 血浆
19. X连锁隐性（XR） 抗肌萎缩或称肌营养不良
20. 结构
21. 低密度脂蛋白 常染色体显性（AD） 不完全显性
22. 受体
23. 苯丙氨酸羟化 常染色体隐性遗传（AR）
24. 酪氨酸 常染色体隐性（AR）
25. 半乳糖-1-磷酸尿苷转移 常染色体隐性（AR）
26. 葡糖脑苷脂酶 常染色体隐性（AR）

三、选择题

（一）单选题

1. B 2. A 3. E 4. B 5. E 6. B 7. D 8. E 9. B
10. D 11. C 12. A 13. E 14. B 15. A 16. C 17. D 18. D
19. C 20. A 21. B 22. C 23. C 24. E 25. D 26. A 27. E
28. C 29. A 30. E 31. D 32. D 33. D 34. A 35. E 36. B

（二）多选题

1. ABDE 2. DE 3. BD 4. BCE 5. AC 6. BDE 7. BDE 8. CE 9. ACE 10. BCD

四、问答题

1. 血红蛋白病是指珠蛋白分子结构异常或合成量异常所引起的疾病，由珠蛋白基因缺陷所引起。血红蛋白病分两大类型：① 异常血红蛋白病。它是由于珠蛋白基因突变导致珠蛋白结构异常而引起的血红蛋白分子病。珠蛋白结构异常可能发生在类α珠蛋白链，也可能发生在类β珠蛋白链。② 地中海贫血。它是由于某种珠蛋白基因突变或缺失，使相应的珠蛋白合成障碍，导致类α珠蛋白链和类β珠蛋白链合成不平衡，进而引发的溶血性贫血。地中海贫血又分成α地中海贫血和β地中海贫血。

2. 分子病通常由基因缺陷导致蛋白质分子结构或合成量异常所引起，例如镰状细胞贫血症。该病由β珠蛋白基因突变所引起。患者β珠蛋白基因的第6位密码子由正常的GAG变成了GTG（A→T），使其编码的β珠蛋白N端第6位氨基酸由正常亲水的谷氨酸变成了疏水的缬氨酸，形成HbS（$\alpha_2\beta_2^{6谷\to缬}$）。这种血红蛋白分子表面电荷改变，出现一个疏水区域，导致其溶解度下降。在氧分压低的毛细血管，HbS会聚合成凝胶化的棒状结构，使红细胞发生镰变，导致其变形能力降低。当它们通过狭窄的毛细血管时，易挤压破裂，引起溶血性贫血。此外，镰变细胞引起血液黏性增加，易引起微细血管栓塞，导致组织局部缺血缺氧，甚至坏死，产生肌肉、骨骼疼痛、腹痛等痛性危象。

3. 该病发病于胎儿期。患儿的基因型为α^0地中海贫血的纯合子（--/--），即两条16号染色体上的4个α珠蛋白基因全都缺失或缺陷，不能合成α珠蛋白链，结果不能生成正常的胎儿血红蛋白HbF（$\alpha_2\gamma_2$）。而正常表达的γ珠蛋白链会自身形成四聚体γ_4，称Hb Bart's。四聚体γ_4对氧的亲和力极高，在氧分压低的组织中也不易释放氧气，使组织严重缺氧，引发胎儿水肿，可导致胎儿死亡。

4. 重型β地中海贫血是由于β珠蛋白基因严重缺陷或缺失所引起。患者的基因型可能是β^0/β^0、β^0/β^+、β^+/β^+或$\delta\beta^+/\delta\beta^0$。其共同点是患者不能合成β珠蛋白链，或合成量很少。α珠蛋白正常表达，结果α珠蛋白链便大大"过剩"，它们可沉降到红细胞膜上，改变膜的性能，使膜的变形能力下降，脆性增加，当它们通过狭窄的毛细血管时，易挤压破裂，进而引发严重的溶血反应，导致溶血性贫血。患儿出生以后几个月便可出现溶血反应。由于组织缺氧，促进红细胞生成素分泌，刺激骨髓增生，骨质受损变疏松，可出现鼻塌眼肿、上颌前突、头大额隆等特殊的"地中海贫血面容"。

5. 人体正常代谢是由许多代谢反应交织成网而形成的平衡体系，每步反应需要酶的调节。如果酶基因缺陷会引起酶缺乏或活性异常，进而影响相应的生化过程，引发连锁反应，打破正常的平衡，造成代谢紊乱而致病。酶基因缺陷具体可引起下列代谢异常：① 代谢终产物缺乏；② 代谢中间产物积累；③ 代谢底物积累；④ 代谢副产物积累；⑤ 代谢产物增加；⑥ 反馈抑制减弱等。当这些代谢紊乱严重时，便表现为疾病。

6. 典型的苯丙酮尿症（PKU）患者，幼年便可表现出尿（汗）臭、弱智、白化等主要临床特征。该病是由于患者体内苯丙氨酸羟化酶（PAH）基因（12q24）突变，引起苯丙氨酸羟化酶遗传性缺乏或缺陷所致。该病呈常染色体隐性遗传。PKU患者，由于 PAH 基因突变，导致肝内苯丙氨酸羟化酶缺乏或缺陷，使苯丙氨酸不能有效地转变成酪氨酸而在血清中积累。积累过量苯丙氨酸进入旁路代谢，经转氨酶催化生成苯丙酮酸，再经氧化，脱羧产生苯乳酸、苯乙酸等旁路副产物。这些物质通过不同途径引起各种表型反应：① 尿（汗）臭：旁路代谢副产物苯丙酮酸、苯乳酸和苯乙酸等有特殊臭味，并可随尿（汗）液排出，使尿（汗）液呈鼠尿样腐臭味；② 弱智：旁路副产物通过抑制脑组织内有关酶，影响γ-氨基丁酸和5-羟色胺的生成，进而影响大脑发育及功能，导致智力低下；③ 白化：旁路副产物可抑制酪氨酸酶，使酪氨酸不能有效变成黑色素，使患者皮肤、毛发及视网膜黑色素较少而呈白化现象。

7. 半乳糖血症患者对乳糖不耐受。婴幼期哺乳后呕吐、腹泻，继而出现白内障、肝硬化、黄疸、腹水、智力发育不全等症状。

典型的半乳糖血症患者由于半乳糖-1-磷酸尿苷转移酶基因缺陷,使该酶缺乏,导致半乳糖和1-磷酸半乳糖在血中积累,部分随尿排出。1-磷酸半乳糖在脑组织积累可引起智力障碍;在肝积累可引起肝损害,甚至肝硬化;在肾积累可致肾功能损害而呈蛋白尿和氨基酸尿。半乳糖在醛糖还原酶作用下生成半乳糖醇,可使晶状体渗透压改变,使水分进入晶体,影响晶状体代谢而致白内障。血中半乳糖升高会抑制糖原分解成葡萄糖,出现低血糖。本病为 AR 遗传方式。

8. 家族性高胆固醇血症(FH)是由于低密度脂蛋白受体蛋白(LDLR)基因缺陷所致。患者血浆中胆固醇、特别是低密度脂蛋白胆固醇特异增多,并可沉积在血管壁,造成动脉粥样硬化,引发冠心病,沉积在皮肤和肌腱等组织,形成黄色瘤。

正常情况下,细胞可从血浆中的低密度脂蛋白(LDL)获得胆固醇或自身合成胆固醇,以供生理需要。其中,血浆中的 LDL 通过与细胞膜上的受体(LDLR)结合而运转入细胞内,被溶酶体酶水解,释放出游离胆固醇,供细胞利用。胞内过剩的胆固醇会酯化成胆固醇酯而贮存。同时,积累的胆固醇会抑制细胞内胆固醇的自身合成,以协调细胞内的胆固醇水平。FH 患者的 LDLR 缺陷,一方面使 LDL 不易进入细胞而在血浆中积累;另一方面使细胞内胆固醇减少,解除了胆固醇合成的抑制作用,导致细胞内胆固醇合成增加,结果使胆固醇在血浆及组织细胞中积累而致病。本病为 AD 遗传方式,表现为不完全显性。

(张 涛)

第八章 线粒体遗传病

测 试 题

一、名词解释

1. 母系遗传
2. 阈值效应
3. 同质性
4. 异质性
5. 线粒体病

二、填空题

1. 线粒体是一种半自主细胞器，受_____和_____两套遗传系统共同控制。
2. 线粒体基因组全长_____bp，不与组蛋白结合，呈裸露_____。
3. mtDNA 含有_____个基因，编码_____种蛋白质、_____种 tRNA 和_____种 rRNA。
4. mtDNA 的重链编码线粒体中的_____种 rRNA、_____种多肽链和_____种 tRNA，轻链编码_____种多肽链和_____种 tRNA。
5. mtDNA 突变率高于 nDNA，主要原因是 mtDNA 缺少_____保护，且线粒体中 DNA 损伤的_____功能微弱。
6. 细胞分裂时，突变型和野生型 mtDNA 发生_____，_____分配到子细胞中。
7. 受精卵中的线粒体 DNA 几乎全部来自于_____。
8. mtDNA 突变类型主要包括_____、_____和_____。
9. 线粒体病主要涉及_____、_____和_____等组织、器官或系统。
10. 根据遗传学病因，线粒体病可分为_____、_____以及_____三种类型。

三、选择题

（一）单选题

1. mtDNA 指
   A. 编码突变 tRNA 的 DNA
   B. 核 DNA
   C. 启动子顺序
   D. 线粒体 DNA
   E. 质粒 DNA
2. 1987 年，Wallace 等发现与 mtDNA 突变有关的遗传病是
   A. 肌阵挛型癫痫伴碎红纤维病
   B. Leber 遗传性视神经病
   C. 帕金森病
   D. 线粒体肌病脑病伴乳酸中毒及卒中样发作综合征
   E. KSS 综合征
3. 下面关于线粒体的正确描述是
   A. 含有遗传信息和转译系统
   B. 线粒体基因突变与人类疾病基本无关
   C. 是一种完全独立自主的细胞器
   D. 有极少量的 DNA，但几乎不起作用

E. 其蛋白质都来自细胞质
4. 线粒体遗传方式属于
   A. 多基因遗传
   B. 显性遗传
   C. 母系遗传
   D. 隐性遗传
   E. 体细胞遗传
5. mtDNA 的结构特点是
   A. 全长 16.6kb，不与组蛋白结合，为裸露闭环单链
   B. 全长 61.6kb，不与组蛋白结合，分为重链和轻链
   C. 全长 16.6kb，与组蛋白结合，为闭环双链
   D. 全长 61.6kb，不与组蛋白结合，为裸露闭环单链
   E. 全长 16.6kb，不与组蛋白结合，为裸露闭环双链
6. 下面关于 mtDNA 的描述中，不正确的是
   A. mtDNA 的表达与核 DNA 无关
   B. mtDNA 是双链环状 DNA
   C. mtDNA 具有两个复制起始点，分别起始复制 H 链、L 链
   D. mtDNA 有重链和轻链之分
   E. mtDNA 的两条链都有编码功能
7. 人类线粒体基因组含有多少个基因
   A. 35
   B. 36
   C. 37
   D. 38
   E. 39
8. mtDNA 中含有的基因是
   A. 22 个 rRNA 基因、2 个 tRNA 基因、13 个 mRNA 基因
   B. 13 个 rRNA 基因、22 个 tRNA 基因、2 个 mRNA 基因
   C. 2 个 rRNA 基因、13 个 tRNA 基因、22 个 mRNA 基因
   D. 2 个 rRNA 基因、22 个 tRNA 基因、13 个 mRNA 基因
   E. 13 个 rRNA 基因、2 个 tRNA 基因、22 个 mRNA 基因
9. mtDNA 中 13 个 mRNA 基因编码的蛋白质是
   A. 与线粒体氧化磷酸化有关的蛋白质
   B. mtDNA 复制所需的酶蛋白
   C. mtDNA 转译所需的酶蛋白
   D. 线粒体的结构蛋白
   E. 以上都有
10. mtDNA 编码线粒体中的
    A. 部分蛋白质和全部的 tRNA、rRNA
    B. 部分蛋白质和部分 tRNA、rRNA
    C. 全部蛋白质和部分 tRNA、rRNA
    D. 全部蛋白质、tRNA、rRNA
    E. 部分蛋白质、tRNA 和全部 rRNA
11. 线粒体 DNA 重链编码几个 tRNA
    A. 11
    B. 14
    C. 17
    D. 19
    E. 22
12. 线粒体 DNA 编码的 rRNA 有
    A. 16S 和 23S
    B. 18S、28S、5S、5.8S
    C. 12S 和 18S
    D. 12S 和 23S
    E. 12S 和 16S
13. 线粒体遗传不具有的特征为
    A. 异质性
    B. 母系遗传
    C. 阈值效应
    D. 交叉遗传
    E. 高突变率
14. 受精卵中线粒体的来源是

A. 几乎全部来自精子
B. 几乎全部来自卵子
C. 精子与卵子各提供 1/2
D. 不会来自卵子
E. 大部分来自精子

15. 线粒体病的遗传特征是
A. 母系遗传
B. 近亲婚配的子女发病率增高
C. 交叉遗传
D. 发病率有明显的性别差异
E. 女患者的子女约 1/2 发病

16. mtDNA 的 D 环区不含有
A. H 链复制的起始点
B. L 链复制的起始点
C. H 链转录的启动子
D. L 链转录的启动子
E. 保守序列

17. 最早发现与 mtDNA 突变有关的疾病是
A. 遗传性代谢病
B. Leber 遗传性视神经病
C. 白化病
D. 分子病
E. 苯丙酮尿症

18. 最易受阈值效应的影响而受累的组织是
A. 心脏
B. 肝
C. 骨骼肌
D. 肾
E. 中枢神经系统

19. 影响阈值效应的因素不包括
A. 组织、器官对能量的依赖程度
B. 父方 mtDNA 的突变类型
C. 组织的功能状态
D. 组织细胞的老化程度
E. 个体的发育阶段

20. 不同的组织、器官对能量的依赖程度依次为
A. 中枢神经系统＞骨骼肌＞心脏＞胰腺＞肾＞肝
B. 肝＞心脏＞中枢神经系统＞骨骼肌＞胰腺＞肾
C. 骨骼肌＞肝＞心脏＞中枢神经系统＞胰腺＞肾
D. 心脏＞肝＞中枢神经系统＞骨骼肌＞胰腺＞肾
E. 心脏＞中枢神经系统＞骨骼肌＞肝＞胰腺＞肾

21. 与线粒体疾病的临床多样性无关的因素是
A. 个体的发育阶段
B. 组织对能量的依赖程度
C. 异质性水平
D. mtDNA 的突变类型
E. 交叉遗传

22. 关于线粒体遗传的叙述，不正确的是
A. 线粒体遗传同样是由 DNA 控制的遗传
B. 线粒体遗传的子代性状受母亲影响
C. 线粒体遗传是细胞质遗传
D. 线粒体遗传同样遵循基因的分离定律
E. 线粒体遗传的表现度与突变型 mtDNA 的数量有关

23. 下列哪项不是线粒体 DNA 的遗传学特征
A. 半自主性
B. 符合孟德尔遗传规律
C. 复制分离
D. 阈值效应
E. 突变率高于核 DNA

24. Leber 遗传性视神经病常见的 DNA 突变是
A. G3460A
B. A3243G
C. G11778A
D. A8344G

E. T4160C

25. 线粒体脑肌病伴乳酸中毒及卒中样发作综合征常见的 DNA 突变是
   A. G3460A
   B. A3243G
   C. G11778A
   D. A8344G
   E. T8356C

26. 碱基突变若发生于 tRNA 或 rRNA 基因上，可导致
   A. 呼吸链中多种酶缺乏
   B. 呼吸链中某种酶缺乏
   C. 错义突变
   D. 线粒体数量减少
   E. tRNA 或 rRNA 不能复制

27. mtDNA 突变类型不包括
   A. 缺失
   B. 碱基突变
   C. mtDNA 量减少
   D. 双着丝粒
   E. 插入

(二) 多选题

1. 线粒体基因组的特点有
   A. 无内含子
   B. 基因结构紧密
   C. 密码子与细胞核 DNA 一致
   D. 环状 DNA 分子
   E. 有重链和轻链

2. 易受线粒体缺陷影响的器官有
   A. 脑
   B. 肌肉
   C. 心脏
   D. 肝
   E. 脾

3. 关于线粒体遗传系统的正确描述是
   A. 可编码线粒体中全部的 tRNA、rRNA
   B. 能够独立复制、转录，不受 nDNA 的制约
   C. 在细胞中有多个拷贝

   D. 进化率极高，多态现象普遍
   E. 所含信息量小

4. mtDNA 的 D 环区含有
   A. H 链复制的起始点
   B. L 链复制的起始点
   C. H 链转录的启动子
   D. L 链转录的启动子
   E. 内含子

5. 影响阈值效应的因素包括
   A. 组织、器官对能量的依赖程度
   B. mtDNA 的突变类型
   C. 组织的功能状态
   D. 组织、细胞的老化程度
   E. 个体的发育阶段

6. mtDNA 高突变率的原因是
   A. 缺乏有效的修复能力
   B. 基因排列紧凑
   C. 易发生断裂
   D. 缺乏组蛋白保护
   E. 复制频率过低

7. 与线粒体病的临床多样性有关的因素是
   A. 个体的发育阶段
   B. 组织对能量的依赖程度
   C. 杂质性水平
   D. mtDNA 的突变类型
   E. 交叉遗传

8. 线粒体遗传病表现为母系遗传，其结果是
   A. 男性患病
   B. 女性患病
   C. 男女均可患病
   D. 只有女性患者的子代患病
   E. 男性患者子代正常

9. mtDNA 突变表达与组织对线粒体供给能量的依赖程度密切相关，氧化磷酸化功能缺陷往往在以下哪个组织细胞表现明显
   A. 心肌细胞
   B. 神经细胞

C. 内分泌腺细胞
D. 白细胞
E. 上皮细胞
10. mtDNA 突变类型包括
A. 碱基突变
B. 重组突变
C. 缺失突变
D. 动态突变
E. 拷贝数突变

四、问答题

1. 什么是 mtDNA？它有哪些结构特点？
2. 简述线粒体 DNA 的遗传特性。
3. 线粒体 DNA 突变的主要类型是什么？
4. 何谓线粒体病？线粒体病的遗传分类有哪三种？
5. 举例介绍 1~2 种主要的线粒体基因病。

参 考 答 案

一、名词解释

1. 母亲将 mtDNA 传递给她的儿子和女儿，但只有女儿能将其 mtDNA 传递给下一代，称为母系遗传。

2. mtDNA 突变所致异常表型的出现，是由某种组织野生型与突变型 mtDNA 的相对比例以及该组织对能量的依赖程度决定的。突变的 mtDNA 达到一定程度时，才引起某种组织或器官的功能异常，称为阈值效应。

3. 同一组织或细胞中 mtDNA 分子都是一致的，称为同质性。

4. 由于 mtDNA 发生突变，导致同一组织或细胞中同时存在野生型 mtDNA 和突变型 mtDNA，称为异质性。

5. 从广义上讲，线粒体病是指以线粒体功能异常为病因学核心的一大类疾病，包括线粒体基因组、核基因组的遗传缺陷以及两者之间的通讯缺陷；狭义上仅指线粒体 DNA 突变所致的线粒体功能异常。通常所指的线粒体病为狭义的线粒体病，即线粒体基因病。

二、填空题

1. 线粒体基因组　核基因组
2. 16569　双链闭合环状分子
3. 37　13　22　2
4. 2　12　14　1　8
5. 组蛋白　修复
6. 分离　随机
7. 卵子
8. 碱基突变（点突变）　大片段重组　mtDNA 拷贝数目突变
9. 心　脑　肌肉
10. nDNA 缺陷　mtDNA 缺陷　nDNA 和 mtDNA 联合缺陷

三、选择题

（一）单选题

1. D 2. B 3. A 4. C 5. E 6. A 7. C 8. D 9. A
10. A 11. B 12. E 13. D 14. B 15. A 16. B 17. B 18. E
19. B 20. A 21. E 22. D 23. B 24. C 25. B 26. A 27. D

（二）多选题

1. ABDE 2. ABCD 3. ACDE 4. ACD 5. ABCDE 6. ABD 7. ABCD
8. CDE 9. ABC 10. ABCE

四、问答题

1. mtDNA 构成线粒体基因组。它是一个 16569bp 的双链闭合环状分子，外环为重（H）链，内环为轻（L）链。mtDNA 分为编码区和非编码区，编码区包括 37 个基因：22 个 tRNA 基因、2 个 rRNA（16S、12S）基因、13 个 mRNA 基因。H 链主要编码其中 2 种 rRNA、12 种多肽链及 14 种 tRNA，L 链仅编码 1 种多肽链和 8 种 tRNA；非编码区是约有 1000bp D 环区（D-loop），包括 mtDNA 重链复制的起始点、轻重链转录的启动子、四个高度保守序列和终止区。mtDNA 具有高度简洁性、高突变率、杂质性等特点。

2. ① 半自主性；② 遗传密码与通用密码不完全相同；③ 母系遗传；④ 纯质性与杂质性；⑤ 在有丝分裂和减数分裂期间都要经过复制分离；⑥ 阈值效应；⑦ 突变率高。

3. （1）碱基突变（点突变）

① 结构基因突变：发生于 mRNA 相关的基因上，多为错义突变，又称氨基酸替换突变。这种突变可引起多肽链合成障碍，进而影响氧化磷酸化相关酶的结构和活性，使细胞氧化磷酸化功能下降，主要与脑脊髓性及神经性疾病有关。

② tRNA 基因突变：线粒体涉及蛋白质生物合成的基因突变主要为 tRNA 基因突变。这类突变普遍影响了 mtDNA 编码的全部多肽链的翻译过程，导致呼吸链中多种酶合成障碍，故所致疾病较错义突变表现出更具系统性的临床特征，并与线粒体肌病相关。

（2）大片段重组 大片段重组包括缺失、插入和重复，以缺失较为常见。缺失突变主要引起绝大多数眼肌病，这类疾病多为散发而无家族史。

（3）mtDNA 拷贝数目突变 拷贝数目突变为 mtDNA 拷贝数大大低于正常，可为常染色体显性或隐性遗传。提示该病由核基因缺陷所致线粒体功能障碍。

4. 从广义上讲，线粒体病是指以线粒体功能异常为病因学核心的一大类疾病，包括线粒体基因组、核基因组的遗传缺陷以及两者之间的通讯缺陷；狭义上仅指线粒体 DNA 突变所致的线粒体功能异常。通常所指的线粒体病为狭义的线粒体病，即线粒体基因病。

遗传分类是根据缺陷的遗传原因划分的，可分为 nDNA 缺陷、mtDNA 缺陷以及 nDNA 和 mtDNA 联合缺陷三种类型。

5. ① Leber 遗传性视神经病（LHON）是一种罕见的眼部线粒体疾病。临床表现为双侧视神经严重萎缩引起的急性或亚急性双侧中央视力丧失，周围视力通常无损害，可伴有神经、心血管、骨骼肌等系统异常，如头痛、癫痫及心律失常等。发病高峰年龄是 18~30 岁，但任何年龄均可发病，男女发病比例为 4∶1。已发现 mtDNA 上许多位点的突变与 LHON 有关。1987 年，Wallace 最先发现 mtDNA 第 11778 位点的 G 转换成了 A（G11778A），使氧化磷酸化复合体Ⅰ（NADH脱氢酶）亚单位4（ND$_4$）蛋白质中第340位的精氨酸变成了组氨酸，NADH脱氢酶活性降低和线粒体产能效率下降，视神经细胞提供的能量不能长期维持视神经的完整结构，导致神经细胞退行性病变、死亡。

②肌阵挛性癫痫伴碎红纤维病（MERRF）是一种罕见的、杂质性母系遗传病，具有多系统紊乱的症状，包括肌阵挛性癫痫的短暂发作、不能够协调肌肉运动（共济失调）、肌细胞减少（肌病）、轻度痴呆、耳聋、脊髓神经的退化，具有碎红纤维等。MERRF病的初发年龄一般为童年，病情可持续若干年。MERRF最常见的突变类型是mtDNA编码的赖氨酸tRNA基因8344位存在A→G突变，使tRNA结构改变，影响了氧化磷酸化复合体Ⅰ和Ⅱ的合成，造成氧化磷酸化功能下降，导致患者多系统病变。

（吴 丹）

第九章 群体遗传学

测 试 题

一、名词解释

1. 孟德尔式群体
2. 基因库
3. 基因频率
4. 基因型频率
5. 遗传平衡定律
6. 选择
7. 适合度
8. 选择系数
9. 迁移
10. 遗传漂变
11. 近婚系数
12. 遗传负荷
13. 突变率
14. 突变负荷
15. 分离负荷
16. 群体遗传学

二、填空题

1. 群体的遗传结构是指群体中的_____和_____种类及其频率。

2. _____和_____是群体遗传结构的基本量度，是群体遗传组成的内容和标志，其中_____是决定群体遗传结构变化和性质的根本要素。

3. 基因频率等于相应_____基因型频率加上 1/2 _____基因型的频率。

4. 假设群体中有一对等位基因 A 和 a，该群体中 AA、Aa、aa 三种基因型频率分别为 80%、18%、2%，则基因 A 和 a 的频率分别为_____、_____。

5. 在 10 000 人组成的群体中，6 000 人为 PTC 纯合尝味者（TT），2 000 人为杂合尝味者（Tt），该群体的 TT、Tt、tt 三种基因型频率分别为_____、_____、_____。随机交配一代后，上述三种基因型频率为_____、_____、_____。

6. Hardy-Weinberg 平衡定律的条件包括_____、_____、_____、_____和_____。

7. 一对等位基因 A 和 a 的频率分别为 p、q，遗传平衡时，AA、Aa、aa 三种基因型频率之比为_____。

8. 平衡群体中白化病（AR）的发病率为 1/10 000，致病基因频率为_____；软骨发育不全（AD）的发病率为 1/16 900，致病基因频率为_____。

9. 在一个平衡群体中，男性群体血友病 A（XR）的发病率是 0.09%，致病基因频率为_____，女性的发病率为_____。

10. 对于一种罕见的 X 连锁显性遗传病来说，女性患者大约为男性患者的_____倍；对于一种罕见的 X 连锁隐性遗传病来说，女性携带者约是男性患者的_____倍。

11. 改变群体遗传结构的因素包括_____、_____、_____、_____和_____。

12. 突变率为 30×10^{-6}/（基因·代）的含义是_____。
13. 一个个体的适合度与其_____和_____有关，但最终由_____决定。
14. 已知某遗传病的相对生育率为 0.1，则该病的选择系数为_____。
15. 对于一种罕见的常染色体隐性遗传病来讲，携带者的频率大约为致病基因频率的_____倍。对于一种罕见的常染色体显性遗传病来讲，发病率可看成_____基因型的频率，致病基因频率约等于_____发病率。
16. 适合度是指一个个体能够生存并能把他的_____传给下一代的能力。选择系数指在_____作用下，降低了的_____。
17. 某种隐性遗传病患者一般幼年时死亡，该病的适合度为_____，选择系数为_____。
18. 对于中性突变来说，遗传平衡时，基因频率完全由_____决定。
19. 遗传漂变的幅度与群体的_____有关，群体越小，基因漂变的幅度越_____，群体越大，基因漂变的幅度越_____。
20. 在一个较大的随机交配群体中，如果没有突变的发生，选择一代后，显性致死基因频率为_____。
21. 迁居所引起的基因频率的改变大小与迁入群和接受群的_____差异及_____有关。
22. 同胞之间的亲缘系数为_____，他（她）们为_____级亲属；姑表兄妹之间的亲缘系数为_____，他（她）为_____级亲属；叔侄之间的亲缘系数为_____，他（她）们为_____级亲属。
23. 舅表兄妹婚配，他们的后代 X 连锁基因纯合的可能性是_____，近婚系数是_____；他们的后代常染色体基因纯合的可能性是_____，近婚系数是_____。
24. _____婚配可提高常染色体隐性遗传病的发病率。
25. 近亲的两个个体的亲缘程度用_____表示，近亲婚配后代某一对基因纯合的可能性用_____表示。
26. 遗传负荷是指群体中由于_____的存在而使群体的适合度_____的现象，包括突变负荷和分离负荷，通常用群体中每人平均所携带的_____的数目来表示。
27. 适合度是指在一定的环境条件下，某基因型的个体能够生存并将基因传给下一代的相对能力，可用相同环境中不同个体的_____来衡量。
28. 选择系数 S 是指在选择作用下降低的适合度 f，两者的关系是：_____。
29. 选择对常染色体隐性致病基因的作用是_____的，而对显性致病基因的作用是_____的。
30. 遗传负荷一般用群体中每个个体平均携带的有害基因的数量来表示，它主要来源于_____和_____。
31. 三级亲属如表兄妹、堂兄妹之间的亲缘系数等于_____。
32. 近亲婚配的危害主要来自隐性等位基因的_____。
33. 红绿色盲的男性发病率为 0.07，则女性发病率为_____。
34. 人群中隐性基因遗传病发病率不高，但_____却相当高。
35. 遗传漂变一般是指发生在_____群体里的等位基因的随机变化。
36. 遗传平衡群体的标志是群体的_____频率和_____频率可保持代代不变。
37. 从群体的角度评价近亲婚配的危害时，常常要用到_____。

38. 选择对遗传平衡的作用是增高或降低某种基因型个体的_____。
39. 对于XR病来说，选择主要对_____性个体起作用。
40. 在_____的群体中，$D=p^2$，$H=2pq$，$R=q^2$。
41. 群体中各个等位基因的频率之和必然等于_____。
42. X连锁遗传中，男性是半合子，其基因型频率、表型频率与相应的_____相同。
43. 选择对显性基因A不利时，基因型为_____和_____的个体都会受到选择。
44. 选择对隐性基因a不利时，基因型为_____的个体会受到选择。

三、选择题

(一) 单选题

1. 孟德尔式群体是
   A. 生活在一定空间范围内，能互相交配的同种个体群
   B. 生活在一定空间范围内的所有生物个体群
   C. 生活在一定空间范围内能互相交配的所有生物个体群
   D. 生活在一定空间范围内的所有同种生物个体群
   E. 生活在不同空间范围内的同种个体群

2. 基因库是
   A. 一个体的全部遗传信息
   B. 一个孟德尔式群体的全部遗传信息
   C. 所有生物个体的全部遗传信息
   D. 所有同种生物个体的全部遗传信息
   E. 一个细胞内的全部遗传信息

3. 一个有性生殖群体所含的全部遗传信息称为
   A. 基因组
   B. 基因文库
   C. 基因库
   D. 基因频率
   E. 基因型频率

4. 一个遗传不平衡的群体，随机交配多少代后可达到遗传平衡
   A. 1代
   B. 2代
   C. 2代以上
   D. 3代
   E. 10代

5. 在10 000人组成的群体中，M型血有3 600人，N型血有1 600人，MN型血有4 800人，该群体是
   A. 非遗传平衡群体
   B. 遗传平衡群体
   C. χ^2检验后才能判断
   D. 无法判断
   E. 随机婚配一代后才能平衡

6. 遗传平衡定律适合
   A. 常染色体上的一对等位基因
   B. 常染色体上的复等位基因
   C. X连锁基因
   D. A＋B
   E. A＋B＋C

7. 不影响遗传平衡的因素是
   A. 群体的大小
   B. 群体中个体的寿命
   C. 群体中个体的大规模迁移
   D. 群体中选择性交配
   E. 选择

8. 在一个群体中，BB为64%，Bb为32%，bb为4%，B基因的频率为
   A. 0.64
   B. 0.16
   C. 0.90
   D. 0.80
   E. 0.36

9. 先天性聋哑（AR）的群体发病率为0.0004，该群体中携带者的频率是

        A. 0.01
        B. 0.02
        C. 0.0002
        D. 0.04
        E. 0.1
10. PTC 味盲为常染色体隐性性状，我国汉族人群中 PTC 味盲者占 9%，相对味盲基因的显性基因频率是
        A. 0.09
        B. 0.49
        C. 0.42
        D. 0.7
        E. 0.3
11. 下列哪项不会改变群体的基因频率
        A. 群体很小
        B. 群体内随机交配
        C. 选择放松
        D. 选择系数增加
        E. 突变率降低
12. 某 AD 病群体发病率为万分之二，致病基因的频率为
        A. $p^2 = 0.00005$
        B. $p = 0.00005$
        C. $q^2 = 0.00005$
        D. $q = 0.0001$
        E. $p = 0.0001$
13. 随着医疗技术的进步，某种遗传病患者经治疗，可以和正常人一样存活并生育子女，若干年后，该疾病的变化是
        A. 无变化
        B. 发病率降低
        C. 发病率升高
        D. 突变率升高
        E. 发病率下降到零
14. 近亲婚配后代常染色体隐性遗传病的发病风险提高的倍数与致病基因频率 q 的关系是
        A. q 越大，提高的倍数越多
        B. q 越小，提高的倍数越多
        C. 提高的倍数与 q 无关
        D. 无论 q 的大小，提高的倍数都一样
        E. 当 q 小到 0 时，提高的倍数最大
15. 遗传漂变指的是
        A. 基因频率的增加
        B. 基因频率的降低
        C. 基因由 A 变为 a 或由 a 变为 A
        D. 基因频率在小群体中的随机增减
        E. 基因在群体间的迁移
16. 遗传平衡保持不变的是
        A. 基因频率
        B. 基因型频率
        C. 群体的大小
        D. 群体的适合范围
        E. A+B
17. 遗传平衡群体中，保持代代不变的是
        A. 基因突变率
        B. 相对生育率或适合度
        C. 遗传负荷
        D. 基因频率和基因型频率
        E. 选择系数或选择压力
18. 在任何一个群体中，基因频率和基因型频率的关系为
        A. 只要知道群体的基因型频率就可求出基因频率
        B. 只要知道群体的基因频率就可求出基因型频率
        C. 只知道群体的基因型频率不可求出基因频率
        D. 群体的基因型频率与基因频率可以互相换算
        E. 群体的基因频率与基因型频率不可换算
19. 已知群体中基因型 AA、Aa 和 aa 的频率分别为 30%、50% 和 20%，则基因 a 的频率为
        A. 55%
        B. 45%

C. 35%
D. 40%
E. 30%

20. 下列哪个群体为平衡群体
    A. AA 50　Aa 250　aa 50
    B. AA 50　Aa 200　aa 50
    C. AA 25　Aa 100　aa 25
    D. AA 50　Aa 100　aa 50
    E. AA 70　Aa 100　aa 30

21. 在一个遗传平衡群体中，如果一性状的隐性表型（aa）的频率是 0.0001，杂合子 Aa 的频率是
    A. 0.0001
    B. 0.0002
    C. 0.02
    D. 0.01
    E. 0.03

22. 在一个遗传平衡群体中，如果某一遗传病（XR）的男性发病率为 0.04，该群体中女性的发病率为
    A. 0.04
    B. 0.08
    C. 0.0008
    D. 0.0016
    E. 0.16

23. 在一定环境条件下，正反两个方向突变达到平衡，基因频率不再变化即群体达到平衡状态，这时平衡状态下的基因频率的大小取决于
    A. 正向突变率 u
    B. 负向突变率 v
    C. 正、反向突变率 u 和 v
    D. 初始频率 p_0
    E. 初始频率 q_0

24. 选择对常染色体显性基因和隐性基因的作用效果
    A. 对显性等位基因的选择有效，而对隐性等位基因的选择无效
    B. 对显性等位基因的选择无效，而对隐性等位基因的选择有效
    C. 同样有效
    D. 对显性基因作用迅速而对隐性基因的作用缓慢
    E. 同样无效

25. 对于常染色体基因，叔与侄女婚配后代的近婚系数为
    A. 1/2
    B. 1/4
    C. 1/8
    D. 1/16
    E. 1/32

26. 在一个遗传平衡群体中，已知血友病 A 的男性发病率为 0.008%，选择系数为 0.9，致病基因突变率为
    A. 18×10^{-6}/代
    B. 24×10^{-6}/代
    C. 36×10^{-6}/代
    D. 72×10^{-6}/代
    E. 48×10^{-6}/代

27. 某 AD 致死遗传病发病率为百万分之一，致死基因突变率为
    A. $v = 0.5 \times 10^{-6}$/代
    B. $v = 5 \times 10^{-7}$/代
    C. $v = 1.0 \times 10^{-6}$/代
    D. $u = 0.5 \times 10^{-6}$/代
    E. $u = 5 \times 10^{-7}$/代

28. 某 AR 病群体发病率为 1/10 000，基因突变率为 60×10^{-6}/代，适合度为
    A. $f = 0.4$
    B. $S = 0.4$
    C. $f = 0.6$
    D. $S = 0.6$
    E. $f = 0.2$

29. 某 AD 遗传病的适合度为 0.2，致病基因突变率为 0.4×10^{-6}/代，致病基因频率为
    A. 0.5×10^{-6}/代
    B. 1.0×10^{-6}
    C. 0.000 000 5

D. 0.000 001

E. 5×10^{-7}/代

30. 最终决定个体适合度的是
    A. 健康状况
    B. 寿命
    C. 性别
    D. 生殖能力
    E. 生存能力

31. 由于致死或有害基因的存在而使群体适合度降低的现象称为
    A. 遗传平衡
    B. 遗传漂变
    C. 平衡多态
    D. 遗传负荷
    E. 选择系数

32. 选择对遗传负荷的作用是使之
    A. 增高
    B. 降低
    C. 无影响
    D. 保持稳定
    E. 不断波动

33. 通常表示遗传负荷的方式是
    A. 群体中有害基因的多少
    B. 一个个体携带的有害基因的数目
    C. 群体中有害基因的总数
    D. 群体中每个个体携带的有害基因的平均数目
    E. 群体中有害基因的平均频率

(二)多选题

1. 红绿色盲（XR）的男性发病率为 0.05，那么
    A. 女性发病率为 0.0025
    B. 致病基因频率为 0.05
    C. $X^A X^a$ 基因型的频率为 0.1
    D. $X^a Y$ 基因型的频率为 0.0025
    E. 女性表型正常的频率为 p^2+2pq

2. 维持群体遗传平衡的条件包括
    A. 群体很大
    B. 近亲婚配
    C. 无随机遗传漂变

D. 没有选择

E. 无迁移

3. 假定糖原贮积症Ⅰ型（AR）的群体发病率是 1/10 000，则
    A. 致病基因的频率为 0.01
    B. 携带者频率为 0.2
    C. 随机婚配后代发病率为 1/3 200
    D. 表兄妹婚配后代发病率为 1/1 600
    E. AA 基因型的频率为 0.09

4. 对一个 1000 人群体的 ABO 血型抽样检验，A 型血 550 人，B 型血 110 人，AB 型血 30 人，O 型血为 310 人，则
    A. I^A 基因的频率为 0.352
    B. I^A 基因的频率为 0.565
    C. I^B 基因的频率为 0.125
    D. I^B 基因的频率为 0.073
    E. i 基因的频率为 0.575

5. 群体发病率为 1/10 000 的一种常染色体隐性遗传病，那么
    A. 该致病基因的频率为 0.01
    B. 该病表兄妹近亲婚配的后代再发风险为 $\frac{1}{16}\cdot q+\frac{15}{16}\cdot q^2$
    C. 近亲婚配与随机婚配后代患病风险没有区别
    D. 姨表兄妹婚配的有害效应比堂兄妹大
    E. 该病的致病基因携带者频率为 0.02

6. 一个 947 人的群体，M 型血 348 人，N 型血 103 人，MN 型血 496 人，则
    A. M 型血者占 36.7%
    B. M 基因的频率为 0.63
    C. N 基因的频率为 0.63
    D. MN 型血者占 52.4%
    E. N 型血者占 36.7%

7. 影响遗传平衡的因素有
    A. 群体的大小
    B. 群体中个体的寿命

C. 群体中个体的大规模迁移
D. 群体中选择性交配
E. 选择

8. 关于 Hardy-Weinberg 平衡定律，正确的是
   A. 在一个大群体中
   B. 选型婚配
   C. 没有突变发生
   D. 没有大规模迁移
   E. 群体中基因频率和基因型频率在世代传递中保持不变

9. 符合遗传平衡公式的有
   A. $p+q=1$
   B. $p^2+(2pq)^2+q^2=1$
   C. $p^2+2pq+q^2=1$
   D. $p^2+q^2=1$
   E. $q^2=1-(p^2+2pq)$

10. 在一个 100 人的群体中，AA 占 60%，Aa 占 20%，aa 占 20%，那么该群体中
    A. A 基因的频率为 0.7
    B. a 基因的频率为 0.3
    C. 是一个遗传平衡群体
    D. 是一遗传不平衡群体
    E. 经过一代后基因频率和基因型频率都会发生变化

11. 对于一种相对罕见的 X 连锁隐性遗传病，其男性发病率为 q，则
    A. 人群中杂合子频率为 $2q$
    B. 女性发病率是 p
    C. 男性患者是女性患者的 2 倍
    D. 女性患者是男性患者的 2 倍
    E. 女性发病率为 q^2

12. 在遗传平衡的基础上，可以推导得出下列哪些数据
    A. 对于一种罕见的 AD 病，几乎所有的受累者均为杂合子
    B. 对于一种罕见的 AR 病，杂合携带者的频率约为致病基因频率的 2 倍
    C. 对于一种罕见的 XD 病，男性患者是女性患者的 1/2
    D. 对于一种罕见的 XR 病，男性患者为女性患者的 $1/q$
    E. 对于一种罕见的 Y 伴性遗传病，男性患者是女性患者的 2 倍

13. 以 AR 为例，亲属之间的近婚系数为
    A. 姨表兄妹为 1/8
    B. 祖孙为 1/8
    C. 舅甥为 1/8
    D. 同胞兄妹为 1/4
    E. 双生子兄妹为 1/2

14. X 连锁基因近婚系数正确的是
    A. 姨表兄妹为 1/16
    B. 姨表兄妹为 3/16
    C. 姨表兄妹为 1/8
    D. 舅表兄妹为 1/8
    E. 舅表兄妹为 1/16

15. 能影响遗传负荷的因素是
    A. 随机婚配
    B. 近亲婚配
    C. 电离辐射
    D. 化学诱变剂
    E. 迁移

四、问答题

1. 什么是遗传平衡定律？影响群体遗传结构的因素有哪些？
2. 研究医学群体遗传学有何意义？
3. 一个大群体中，存在 AA、Aa、aa 三种基因型，它们的频率分别为 0.1、0.6、0.3。问：
   (1) 这个群体中等位基因的频率是多少？

(2) 随机交配一代后，等位基因频率和基因型频率是多少？

4. 在白人中，决定 MN 血型的 M 基因频率为 0.54，N 基因频率为 0.46；在澳大利亚土著人群中，M 基因频率为 0.18，N 基因频率为 0.82，假如对白人男性与澳大利亚土著女性结婚所生的 1000 个后代进行调查，问：

(1) 后代 M 型、MN 型、N 型各有多少？

(2) 后代的 M、N 基因频率是多少？

5. 在某一人群中，白化病（AR）的发病率约为 1/10 000，假定该群体为遗传平衡群体，求：

(1) 携带者频率；

(2) 携带者与患者的比例。

6. 调查一群体 519 人，其中 O 型血 234 人，A 型血 213 人，B 型血 51 人，AB 型血 21 人，分别求出 I^A、I^B 和 i 的基因频率。

7. 调查 1000 人的血型，经计算得到 ABO 血型的等位基因 I^A、I^B 和 i 的频率 p、q 和 r 分别为 $p \approx 0.27$，$q \approx 0.06$，$r \approx 0.67$，设该群体为 Hardy-Weinberg 平衡群体，AB、O、A、B 表型的期望数分别是多少？

8. 红绿色盲（XR）的男性发病率为 0.07，试求在遗传平衡群体中女性的

(1) 携带者的概率；

(2) 红绿色盲的概率；

(3) 夫妻均为红绿色盲的概率。

9. 一个群体中，某遗传病（AR）的发病率为百万分之四，则该群体中一对二级亲属近亲结婚所生子女患该病的概率为多少？

10. 一个群体中，某遗传病（AR）的发病率为 1/10 000，则求一对三级亲属近亲结婚所生子女患该病的概率比正常人婚配时高多少倍？

参 考 答 案

一、名词解释

1. 同一物种生活于某一地区并能相互交配，产生具有生殖能力后代的个体群称为孟德尔式群体。

2. 一个群体内所含的全部基因称为基因库。

3. 基因频率是指群体中某一基因占该基因座位上全部等位基因的比率。

4. 基因型频率是指群体中某一基因型占全部基因型的比率。

5. 在一定条件下，群体中的基因频率和基因型频率在世代传递中保持代代不变，称为遗传平衡定律。

6. 选择是指群体中不同基因个体的差别生活力和差别生殖力。它使不同基因型个体对后代基因库的贡献能力不同。常用适合度和选择系数对选择进行定量研究。

7. 适合度是指一定环境条件下，某个个体能够生存并能将其基因传给后代的能力。

8. 选择系数是指在选择的作用下降低了的适合度。

9. 迁移（迁居）是指一个群体的个体大量地迁移到另一群体中去，并参与这个群体的

婚配繁殖。

10. 遗传平衡定律要求的群体很大，倘若一个群体较小，由于生育机遇的原因，可导致某一等位基因的频率发生相当大的随机波动的现象，称为遗传漂变。

11. 近婚系数是指有亲缘关系的配偶，他们从共同祖先得到同一基因，又将这同一基因同时传递给子女使之成为纯合子的概率。

12. 遗传负荷是指在一个群体中由于致死或有害基因的存在而使群体适合度降低的现象。

13. 一个基因发生突变的概率称突变率，一般只有百万分之几，用 $n×10^{-6}$/（基因·代）表示。

14. 突变负荷是指由于基因突变产生有害或致死基因，使群体适合度下降而给群体带来的负荷。

15. 分离负荷是指适合度较高的杂合子（Aa）由于基因分离而产生适合度较低的隐性纯合子（aa），从而降低群体适合度的现象。

16. 群体遗传学是研究群体的遗传结构及其变化规律的科学。

二、填空题

1. 基因　基因型
2. 基因频率　基因型频率；基因频率
3. 纯合　杂合
4. 0.89　0.11
5. 0.6　0.2　0.2　0.49　0.42　0.09
6. 群体很大或无限大　随机交配　无突变　无选择　无大规模迁移　无遗传漂变
7. $p^2：2pq：q^2$
8. 1/100　1/33 800
9. 0.0009　$(0.0009)^2$
10. 2　2
11. 突变　选择　迁移　遗传漂变　近亲婚配
12. 每代一百万个基因中可能有 30 个发生突变
13. 生存能力　生殖能力　生殖能力
14. 0.9
15. 2　杂合子　1/2
16. 基因　选择　适合度
17. 0　1
18. 突变率
19. 大小　大　小
20. 0
21. 基因频率；迁移频率
22. 1/2　一　1/8　三　1/4　二
23. 1/8　1/8　1/16　1/16
24. 近亲

25. 亲缘系数　近婚系数

26. 有害或致死基因　降低　有害或致死基因

27. 相对生育率

28. $S=1-f$

29. 缓慢　迅速

30. 突变负荷　分离负荷

31. 1/8

32. 纯合性

33. 0.0049

34. 携带者频率

35. 小

36. 基因　基因型

37. 平均近婚系数

38. 适合度

39. 男

40. 遗传平衡

41. 1

42. 群体基因频率

43. AA　Aa

44. aa

三、选择题

(一) 单选题

1. A　2. B　3. C　4. A　5. B　6. E　7. B　8. D　9. D
10. D　11. B　12. E　13. C　14. B　15. D　16. E　17. D　18. A
19. B　20. D　21. C　22. D　23. C　24. D　25. C　26. B　27. A
28. A　29. C　30. D　31. D　32. B　33. D

(二) 多选题

1. ABCE　2. ACDE　3. AD　4. ADE　5. ABE　6. ABD　7. ACDE
8. ACDE　9. ACE　10. ABD　11. AE　12. ABCD　13. ABCDE
14. BD　15. BCD

四、问答题

1. 当一个群体符合下列条件时：① 群体很大；② 群体中的个体随机婚配；③ 没有突变发生；④ 没有选择；⑤ 无大规模的个体迁移，群体的基因频率将代代相传，保持不变，而且不论群体起始基因频率如何，经过一代随机交配后，群体的基因频率将达到平衡，只要平衡条件不变，基因型频率亦代代不变。这是群体的遗传平衡定律。影响群体遗传结构的因素包括突变、选择、迁居（迁移）、遗传漂变、近亲婚配。

2. 通过医学群体遗传学的研究，可使人们了解人类遗传病的发病率、遗传病的传递方式、致病基因频率及其变化规律，为认识某些遗传病的产生原因和遗传咨询提供理论依据，为遗传病预防、监测以及治疗提供必要的资料。所以医学群体遗传学研究对减少遗传病患儿的出生，降低遗传病的群体发病率，提高人类的遗传素质具有重要意义。

3. （1）因为 $D=0.1$，$H=0.6$，$R=0.3$，所以

A 基因的频率 $p= 0.1+1/2\times 0.6=0.4$

a 基因的频率 $q= 0.3+1/2\times 0.6=0.6$

（2）随机交配一代后，基因频率保持不变，即 $p=0.4$，$q=0.6$。

随机交配后，该群体将达到平衡状态，所以 AA、Aa、aa 三种基因型频率分别为：$D=p^2=0.16$，$H=2pq=2\times 0.4\times 0.6=0.48$，$R=q^2=0.36$。

4. （1）设白人的 M、N 基因频率分别为 p_1，q_1；澳大利亚人土著的 M、N 基因频率分别为 p_2，q_2，那么，白人男性与澳大利亚土著女性结婚，精卵结合类型及频率如下表：

精卵结合的类型及频率

精子 卵子	M（p_1）	N（q_1）
M（p_2）	MM（p_1p_2）	MN（p_2q_1）
N（q_2）	MN（p_1q_2）	NN（q_1q_2）

所以，白人男性与澳大利亚土著女性结婚所生后代的各基因型频率为：

MM 的频率为 $p_1p_2=0.54\times 0.18=0.0972$

MN 的频率为 $p_1q_2+p_2q_1=0.54\times 0.82+0.18\times 0.46=0.5256$

NN 的频率为 $q_1q_2=0.46\times 0.82=0.3772$

1000 个后代中 M 型的人数为 97.2；MN 的人数为 525.6；N 型的人数为 377.2。

（2）白人男性与澳大利亚土著女性结婚所生后代的各基因频率为：

M 基因频率为 $0.0972+1/2\times 0.5256=0.36$

N 基因频率为 $0.3772+1/2\times 0.5256=0.64$

5. （1）携带者频率：0.0198；

（2）携带者与患者的比例为 198∶1。

6. I^A 的频率 $p=0.26$；I^B 的频率 $q=0.07$；i 的频率 $r=0.67$。

7. AB 型约为 32 人；O 型约为 449 人；A 型约为 435 人；B 型约为 84 人。

8. （1）携带者的概率为 0.14。

（2）红绿色盲的概率为 0.0049。

（3）夫妻均为红绿色盲的概率为 0.000343。

9. 所生子女患病的概率为 0.00025。

10. 比正常人婚配时高 6.19 倍。

（周好乐）

第十章　药物遗传学

测 试 题

一、名词解释

1. 特应性
2. 药物遗传学
3. 生态遗传学
4. 药物基因组学

二、填空题

1. 不同个体对药物的特应性主要由_____因素决定，同时也受_____因素的影响。
2. 药物遗传学是_____和_____相互结合的交叉学科。
3. 药物反应的遗传基础涉及药物代谢相关_____或_____的基因。
4. 异烟肼灭活有关的酶是_____。
5. G6PD 缺乏症又称_____病，它由_____酶遗传性缺陷所引起。
6. 服用大量异烟肼后，异烟肼慢灭活者体内易积累_____，引起_____。
7. 服用大量异烟肼后，异烟肼快灭活者体内易产生_____，引发_____。
8. 应用异烟肼治疗时，应加服_____，以消减神经损害。
9. 乙醇的体内代谢过程涉及_____酶和_____酶。
10. 吸烟致癌涉及_____酶。

三、选择题

（一）单选题

1. "蚕豆病"涉及的酶是
   A. 乙酰化酶
   B. 葡萄糖-6-磷酸脱氢酶
   C. 尿卟啉原 I 合成酶
   D. 丁酰胆碱酯酶
   E. 芳烃羟化酶

2. G6PD 缺乏症的遗传方式是
   A. AR
   B. AD（不完全显性）
   C. XR
   D. XD（不完全显性）
   E. Y 连锁

3. G6PD 缺乏可影响一系列反应，会引起下列一些物质积累（↑）或减少（↓），其中不合理的变化是
   A. NADPH ↓
   B. NADP ↑
   C. GSH ↓
   D. GSSG ↑
   E. H_2O_2 ↓

4. 可直接消除或减轻 H_2O_2 对血红蛋白氧化作用的物质是
   A. G6PD
   B. NADP
   C. NADPH
   D. GSH
   E. GSSG

5. G6PD 缺乏症患者可放心食用
   A. 喹啉类抗疟药

B. 磺胺药
C. 阿司匹林等镇痛解热药
D. 蚕豆
E. 黄豆
6. 异烟肼灭活涉及的酶是
   A. 乙酰化酶
   B. 葡萄糖-6-磷酸脱氢酶
   C. 尿卟啉原Ⅰ合成酶
   D. 丁酰胆碱酯酶
   E. 芳烃羟化酶
7. 异烟肼慢灭活者的基因型是
   A. RR
   B. Rr
   C. rr
   D. RR 或 Rr
   E. Rr 或 rr
8. 异烟肼慢灭活者长期服用异烟肼可引发神经炎，应该加服
   A. 维生素 A
   B. 维生素 B_1
   C. 维生素 B_6
   D. 维生素 C
   E. 维生素 E
9. 异烟肼快灭活者长期服用异烟肼时易发生
   A. 神经炎
   B. 胃炎
   C. 肺炎
   D. 肝炎
   E. 脑炎
10. 吸烟致肺癌涉及的酶是
    A. α_1-抗胰蛋白酶
    B. 乙醛脱氢酶
    C. 过氧化氢酶
    D. 芳烃羟化酶
    E. 丁酰胆碱酯酶

(二) 多选题

1. 葡萄糖-6-磷酸脱氢酶缺乏症患者避免食用
   A. 喹啉类抗疟药
   B. 磺胺药
   C. 阿司匹林等镇痛解热药
   D. 蚕豆
   E. 黄豆
2. G6PD 缺乏可导致哪些物质的合成减少
   A. NADPH
   B. NADP
   C. GSH
   D. GSSG
   E. H_2O_2
3. 乙醇在体内的代谢涉及哪几种酶
   A. 胆碱酯酶
   B. 乙酰化酶
   C. 乙醇脱氢酶
   D. 过氧化氢酶
   E. 乙醛脱氢酶

四、问答题

1. 简述葡萄糖-6-磷酸脱氢酶缺乏症的主要临床症状及其分子机制。
2. 以异烟肼灭活为例，简述药物反应的特应性及其遗传基础，应如何合理用药？

参 考 答 案

一、名词解释

1. 特应性指不同个体由于基因型不同，导致不同的药物反应。特应性受环境因素如食物、其他药物等的影响，但主要由遗传因素决定。

2. 药物遗传学研究人体药物反应的遗传基础和生化本质，是药理学和遗传学相互结合的一门交叉学科。

3. 生态遗传学是研究群体中不同基因型个体对各种环境因子的特殊反应方式和适应特点及其遗传基础的一门学科。

4. 药物基因组学以药物效应及安全性为目标，研究各种基因变异与药效和安全性的关系，应用基因组学的知识和研究技术，根据不同人群及个体的遗传特征来研制药物或设计不同的用药方案，最终达到个体化治疗的目标。

二、填空题

1. 遗传　环境
2. 药理学　遗传学
3. 蛋白质　酶
4. 乙酰化酶（N-乙酰基转移酶）
5. 蚕豆　葡萄糖-6-磷酸脱氢
6. 异烟肼　多发性神经炎
7. 异烟酸和乙酰肼　肝炎
8. 维生素 B_6
9. 乙醇脱氢　乙醛脱氢
10. 芳烃羟化

三、选择题

（一）单选题

1. B　2. D　3. E　4. D　5. E　6. A　7. C　8. C　9. D
10. D

（二）多选题

1. ABCD　2. AC　3. CE

四、问答题

1. 该病是由于葡萄糖-6-磷酸脱氢酶（G6PD）基因缺陷，导致 G6PD 缺乏所引起。患者平时无明显症状，但吃了蚕豆或一些药物（解热镇痛类、喹啉类、磺胺类等）后，出现血红蛋白尿、黄疸、贫血等急性溶血反应。正常红细胞糖代谢中，G6PD 催化葡萄糖-6-磷酸脱氢并生成 NADPH（还原型辅酶Ⅱ）。后者使谷胱甘肽（GSSG）转变成还原型谷胱甘肽（GSH）。足量的 GSH 可降解机体在氧化还原过程或氧化性药物作用下产生的 H_2O_2，消除其毒性作用。若 G6PD 缺乏，会使 NADPH 减少，导致 GSH 不足。服用某些药物或代谢所产生的 H_2O_2 会破坏 GSH 并积累，过多的 H_2O_2 可氧化血红蛋白，使其变性后沉降于红细胞膜上，同时，H_2O_2 还氧化红细胞膜上的蛋白，最终导致红细胞变形能力下降而膜脆性增加，当红细胞挤压时易破裂，引发急性溶血反应。该病表现为 X 连锁的不完全显性遗传。

2. 人类的药物反应存在个体差异，表现为特应性，这主要是由不同个体的遗传因素（基因型）所决定的。例如，抗结核药异烟肼可通过乙酰化而灭活。乙酰化酶活性高低决定其灭活的速度，该酶由染色体上的一对基因控制。人群中存在着 RR、Rr、rr 不同基因型的个体，乙酰化酶活性分别为高、中、低，所以，RR 型个体为快灭活者，Rr 型为中等速度灭活者，rr 型为慢灭活者，异烟肼在他们体内的反应（疗效、副作用）不尽相同。如果每天服药，快、慢灭活者疗效一致；若每周服药 1～2 次，则快灭活者疗效较差。从毒副作用考虑，长期服用此药，慢灭活者易积累异烟肼，后者灭活维生素 B_6，引起多发性神经炎。快灭活者由于乙酰化速度快，产生的乙酰化异烟肼在肝中进一步分解为异烟酸和乙酰肼，后者损害肝，导致肝炎。因此，服用异烟肼时应加服维生素 B_6，并注意掌握用药的个体化原则，尽量减少毒副作用而又达到治疗的目的。

（张　涛）

第十一章 肿瘤遗传学

测 试 题

一、名词解释

1. 癌家族
2. 家族性癌
3. 标记染色体
4. 染色体不稳定综合征
5. 癌基因
6. 原癌基因
7. 基因扩增
8. 双微体
9. 抑癌基因
10. 二次突变假说

二、填空题

1. 某些肿瘤在不同人种中的发病率不同，这种现象说明肿瘤的发病率存在着_____。
2. 环境因素是肿瘤发生的重要因素，此外，肿瘤的发生与_____密切相关。
3. 肿瘤形成后，可在_____中生长，也可转移到其他组织器官，而_____到其他部位的肿瘤恶性程度较高。
4. 遗传性恶性肿瘤通常以常染色体_____遗传方式遗传。其发病年龄较_____，多为_____。
5. 在一个恶性肿瘤的细胞群中占主导地位的克隆构成_____。此外，还存在非主导细胞系，称为_____。
6. 标记染色体是恶性肿瘤的特点之一，可分为_____和_____标记染色体两种。
7. 某人类恶性肿瘤细胞染色体数为63条，称为_____。
8. 在肿瘤细胞的基因扩增现象中，其扩增的DNA片段在细胞遗传学上往往以两种方式存在，即_____、_____。
9. 约95%的慢性粒细胞性白血病患者具有_____特异性标记染色体，可作为白血病诊断的依据之一。
10. 直接参与肿瘤发生的两类基因是_____和_____，其对细胞增殖的作用分别是_____和_____。
11. 原癌基因激活后形成_____。
12. 肿瘤是_____起源，但肿瘤生长演进过程中会出现_____，演变为_____。
13. 肿瘤发生的遗传学说有_____、_____和_____。
14. 存在于病毒基因组中的癌基因称为_____，宿主序列中与其具有同源性的基因称为_____或_____。
15. 视网膜母细胞瘤的发生是由两次独立而连续的_____引起的。对遗传性病例来讲，第一次发生于_____，第二次发生在_____。非遗传性病例两次都发生在_____。

三、选择题

（一）单选题

1. 下列为抑癌基因的有
   A. RAS
   B. SRC
   C. MYC
   D. p53
   E. nm23

2. 家族性结肠息肉综合征患者具有不同程度恶变肿瘤倾向，该病的致病基因（FPC）已定位于
   A. 11p13
   B. 5q21－q22
   C. 13q14
   D. 11q11.2
   E. 1p36.2－p36.1

3. 下列哪种肿瘤为遗传性恶性肿瘤
   A. 食管癌
   B. 乳腺癌
   C. 肺癌
   D. 视网膜母细胞瘤
   E. 结肠息肉

4. 下列哪种基因是癌基因
   A. RB 基因
   B. p53 基因
   C. APC 基因
   D. H-RAS 基因
   E. BRCA1

5. 下列哪个基因是抑癌基因
   A. p53 基因
   B. α 基因
   C. β 基因
   D. FMR-1 基因
   E. H-RAS 基因

6. 家族性癌的特点是
   A. 一个家族中癌症患者超过两人
   B. 一个家族中存在许多类型肿瘤
   C. 一个家族中多个成员患同一类型肿瘤
   D. 一个成员患许多种癌
   E. A＋B

7. 在某些肿瘤中，如果某种肿瘤细胞系生长占优势或细胞百分数占多数，此细胞系就称为该肿瘤的
   A. 干系
   B. 旁系
   C. 众系
   D. 标志细胞系
   E. 非标志细胞系

8. 视网膜母细胞瘤的特异性标记染色体是
   A. Ph 小体
   B. 13q 缺失
   C. 8、14 易位形成
   D. 11p 缺失
   E. 22q 缺失

9. 下列哪种说法是正确的
   A. 一个肿瘤只能有一个干系
   B. 一个肿瘤一般不存在干系
   C. 一个肿瘤的干系是维持不变的
   D. 一个肿瘤可以有一个干系或几个干系，也可以没有干系
   E. 一个肿瘤肯定有干系

10. 遗传性肿瘤一般以何种方式遗传
    A. AD
    B. AR
    C. XD
    D. XR
    E. 延迟显性

11. 下列不属于非特异性标记染色体的是
    A. 双微体
    B. 巨大染色体
    C. 14q⁺ 染色体
    D. 巨大近端着丝粒标记染色体
    E. 以上都不是

12. p53 基因定位于

A. 17p13
B. 17q13
C. 13p17
D. 13q17
E. 13q24

13. 细胞癌基因的激活涉及其附近插入一个
    A. 转座子
    B. 操纵子
    C. 启动子
    D. 终止子
    E. 密码子

14. RB 基因定位于
    A. 13p14
    B. 14p13
    C. 13q14
    D. 14q13
    E. 13q24

15. 1970 年，Martin 证明细胞的恶性转化与 RSV 基因组中的一个特定基因相关，该基因为
    A. 细胞癌基因
    B. 病毒癌基因
    C. 癌基因
    D. 原癌基因
    E. 抑癌基因

16. Ph 染色体形成的机制是
    A. 8 号染色体和 14 号染色体相互易位
    B. 9 号染色体和 22 号染色体相互易位
    C. 9 号染色体缺失
    D. 22 号染色体缺失
    E. 22 号染色体断裂

17. 慢性粒细胞白血病的标记染色体是
    A. dup
    B. HSR
    C. Ph
    D. chi
    E. Ras

18. 近年来从分子水平的研究表明，视网膜母细胞瘤基因（RB）是一种

    A. 细胞癌基因
    B. 病毒癌基因
    C. 癌基因
    D. 原癌基因
    E. 抑癌基因

19. 下列哪种肿瘤的发生是二次突变学说的最好依据
    A. 视网膜母细胞瘤
    B. 鼻咽癌
    C. 皮肤癌
    D. 乳腺癌
    E. 肝癌

20. 目前资料显示下列哪种人最易患 Bloom 综合征
    A. 南非裔
    B. 华裔
    C. 犹太裔
    D. 意大利裔
    E. 日本裔

（二）多选题

1. 下列有关特异性标记染色体说法正确的是
    A. 同一肿瘤中所有的肿瘤细胞都具有相同的特异性标记染色体
    B. 特异性标记染色体能够在肿瘤细胞中稳定遗传
    C. 特异性标记染色体与肿瘤的恶性程度及转移能力密切相关
    D. Ph 染色体作为 CML 的特异性标记染色体，所有 CML 患者的肿瘤细胞都携带
    E. 特异性标记染色体的形成是非随机事件

2. 肿瘤的单克隆起源假说认为
    A. 同一肿瘤所有细胞都起源于一个前体细胞
    B. 同一肿瘤所有细胞的基因突变是相同的
    C. 肿瘤是突变细胞的单克隆增殖细胞群

D. 同一肿瘤所有细胞的染色体异常是相同的
　　E. 不同个体的同一类肿瘤都有相同的基因突变
3. 遗传性恶性肿瘤通常包括
　　A. 视网膜母细胞瘤
　　B. 神经母细胞瘤
　　C. Wilms 瘤
　　D. 黑色素瘤
　　E. 嗜铬细胞瘤
4. 遗传性癌前病变通常包括
　　A. 家族性结肠息肉综合征
　　B. 神经纤维瘤
　　C. 基底细胞痣综合征
　　D. 着色性干皮病
　　E. Bruton 低丙种球蛋白血症
5. 原癌基因的特点有
　　A. 只在病毒基因组中存在
　　B. 在正常基因组中存在
　　C. 在控制细胞增殖和分化中起作用
　　D. 一个原癌基因激活可引起恶性肿瘤发生
　　E. C-H-ras 是一种重要的原癌基因
6. 恶性肿瘤发生的基本条件和特征是
　　A. 两次以上的突变事件
　　B. 染色体的不稳定性
　　C. 克隆性起源
　　D. 标记染色体
　　E. 随机发生
7. 遗传性恶性肿瘤的共同特点为
　　A. 发病年龄低
　　B. 多发或双侧发病
　　C. 恶性程度高
　　D. 呈常染色体显性遗传
　　E. 发病年龄高

8. 原癌基因的功能包括
　　A. 促进细胞生长
　　B. 参与细胞增殖
　　C. 激活后可导致细胞的恶性转化
　　D. 参与 DNA 的转录或复制的修复
　　E. 影响细胞的分化
9. 原癌基因的激活方式是
　　A. 突变
　　B. 启动子插入
　　C. 基因扩增
　　D. 染色体断裂重排
　　E. 病毒诱导
10. 野生型 p53 基因
　　A. 是癌基因
　　B. 是抑癌基因
　　C. 是原癌基因
　　D. 产物能活化 p21 基因转录
　　E. 一定情况下，产物能引起细胞的凋亡
11. 染色体数目或结构改变可能导致哪些分子事件发生，使受累细胞克隆瘤性增殖
　　A. 原癌基因转录调节异常
　　B. 肿瘤抑制基因大片段缺失
　　C. 原癌基因扩增
　　D. 原癌基因突变
　　E. 抑癌基因失活
12. Bloom 综合征患者常见的临床表现包括
　　A. 身材矮小
　　B. 免疫功能缺陷
　　C. 轻度颜面部畸形
　　D. 多在 30 岁之后发生各种肿瘤和白血病
　　E. 日光敏感性面部红斑

四、问答题

1. 举例说明肿瘤的发生与遗传因素有关。
2. 举例说明肿瘤的遗传易感性。
3. 简述原癌基因激活的机制。

4. 什么是染色体不稳定综合征？举例说明其与肿瘤之间的关系。
5. 简述肿瘤的单克隆起源学说。
6. 简述肿瘤发生的多步骤损伤学说。

参 考 答 案

一、名词解释

1. 一个家族中有数个成员发生一种或多种癌症的现象称为癌家族，其特点是发病年龄早、在家族中呈常染色体显性遗传。
2. 家族性癌是指在一个家族内多个成员患同一类型肿瘤。
3. 在肿瘤的发生发展过程中，由于肿瘤细胞的增殖失控等原因，导致细胞有丝分裂异常并产生部分染色体断裂与重接，形成了一些结构特殊的染色体，称为标记染色体。
4. 有些疾病或综合征，由于DNA修复酶缺陷导致染色体不稳定，易发生断裂或重排，称为染色体不稳定综合征。
5. 指能引起或诱导正常细胞恶性转化，使正常细胞获得一个或多个新生物特性的基因。
6. 正常细胞中的病毒癌基因的同源序列称为原癌基因。
7. 基因扩增是基因组中个别基因在特殊条件下复制多次使拷贝数增加，而其他基因无增加的现象。
8. 染色体区域重复复制形成许多DNA片段释放到胞浆中，在DNA染色后，这些多余的染色体DNA成分形成连在一起的双点样形状，称为双微体。
9. 抑癌基因是一类存在于正常细胞基因组中，能够拮抗癌基因的作用，即抑制细胞的无限增殖和细胞迁移，同时促进细胞分化的基因。
10. 肿瘤的发生必须经过两次或两次以上的基因突变才能形成，遗传性肿瘤第一次突变发生在生殖细胞中，在这个基础上在体细胞中又发生第二次突变，只有发生了两次或两次以上的突变才能使细胞癌变。

二、填空题

1. 种族差异
2. 遗传因素
3. 原位　侵袭
4. 显性　早　多发性瘤灶或双侧发病
5. 干系　旁系
6. 特异性标记染色体　非特异性
7. 亚三倍体
8. 均染区　双微体
9. Ph
10. 癌基因　抑癌基因　正调节　负调节
11. 癌基因
12. 单克隆　异质性　多克隆

13. 单克隆起源假说　体细胞二次突变假说　多步骤损伤学说

14. 病毒癌基因　原癌基因　细胞癌基因

15. 基因突变　生殖细胞　体细胞　体细胞

三、选择题

(一) 单选题

1. D　2. B　3. D　4. D　5. A　6. C　7. A　8. B　9. D
10. A　11. C　12. A　13. C　14. C　15. B　16. B　17. C　18. E
19. A　20. C

(二) 多选题

1. BCE　2. AC　3. ABC　4. ABCDE　5. BCE　6. ABCD　7. ABCD
8. ABCE　9. ABCDE　10. BDE　11. ABCDE　12. ABCE

四、问答题

1. 某些肿瘤在不同人群中的发病率高低不同。如中国人的鼻咽癌居世界各民族的首位，发病率比印度高30倍，比日本人高60倍，而且发病率不会因中国人移居到其他国家而降低。肿瘤发病率具有种族差异的本质是种族间存在的遗传因素的差异。这个例子说明，肿瘤的发生与遗传因素有关。

2. 肿瘤的遗传易感性是指在一定内、外环境因素的影响下，由遗传基础决定的个体易患某种恶性肿瘤的倾向。例如吸烟者易患肺癌，但并非所有吸烟者均患肺癌，吸烟者是否患肺癌可能与个体遗传基础有关。吸烟产生的烟雾中含有大量多环芳烃类苯蒽衍生物，其致癌性较弱，当进入机体后经芳烃羟化酶（AHH）作用，可转变为具有较高致癌活性的7,8-二羟基-9,10-环氧芘。AHH诱导性的高低因人而异，受遗传因素控制。AHH诱导活性高的人吸烟时易患肺癌，这反映了人群中肺癌遗传易感性的差异。

3. 原癌基因的激活机制归纳为如下几点：

(1) 点突变：原癌基因受到射线、化学致癌物等的诱导后发生微小的变化即点突变，突变后的原癌基因成为有活性的癌基因，产生异常的基因产物，导致细胞恶性转化。

(2) 原癌基因的扩增：原癌基因的大量扩增，其直接后果就是这些原癌基因的过量表达，这会导致肿瘤的发生。

(3) 染色体断裂与重排：由于染色体断裂与重排导致细胞癌基因在染色体上的位置发生改变，使原来无活性或低表达的癌基因易位至一个强大的启动子、增强子或转录调控元件附近，或由于易位而改变了原癌基因的结构并与其他高表达基因形成融合基因，结果使原癌基因的正常调控作用减弱，激活并呈现恶性转化的功能。如Burkitt肿瘤。

4. 有些疾病或综合征，由于DNA修复酶缺陷导致染色体不稳定，易发生断裂或重排，称为染色体不稳定综合征。此类综合征患者易患恶性肿瘤。例如Bloom综合征是一种常染色体隐性遗传病。患者除身体矮小，对日光敏感而形成皮肤红斑外，外周血培养细胞的染色体有断裂、重排等畸变，姐妹染色单体交换率比正常人高，常伴发白血病和其他恶性肿瘤。此病例说明染色体结构不稳定与恶性肿瘤的发生之间存在着某种联系，这种染色体不稳定性可能是某些恶性肿瘤发生的遗传基础。

5. 肿瘤的单克隆起源假说认为肿瘤来源于一个共同体细胞突变，突变细胞经过有丝分裂形成一个克隆细胞群，但该克隆会分化产生多个不同的细胞系，不同的细胞系生存能力不同，经过生存竞争逐步深化，生存能力最强的细胞克隆存活下来，主导肿瘤的生长。

6. 研究表明肿瘤的发生是一个多步骤、涉及多种相关基因包括癌基因和抑癌基因协同作用的变异累积过程，每一个基因的改变只完成其中的一个步骤，在不同阶段涉及不同基因的激活与失活。这些基因的激活与失活在时间上有先后顺序，在空间位置上有一定配合，所以肿瘤细胞表型的最终形成是这些基因激活与失活共同作用的结果。在恶性肿瘤的起始阶段，原癌基因激活的方式主要表现为反转录病毒的插入和原癌基因点突变，而染色体重排、基因重组和基因扩增等激活方式的出现则意味着恶性肿瘤进入演进阶段。不同肿瘤发生中的癌基因活化途径并不相同，但其变化的形式可概括为两方面：一是转录水平的改变，通常表现为活性增高；二是转录产物的结构变化，产生结构异常的癌蛋白或者摆脱了调控基因的控制。总而言之，正是由于各种原癌基因发生量变和质变，导致表达异常，造成细胞分裂与分化失控，通过多阶段演变而转化为肿瘤细胞。

（霍春月）

第十二章 遗传病的诊断和治疗

测 试 题

一、名词解释

1. 家族史
2. 系谱分析
3. 基因诊断
4. 基因探针
5. 基因治疗
6. 基因修正
7. 基因增强
8. 体细胞基因治疗
9. 生殖细胞基因治疗

二、填空题

1. 根据诊断时期的不同，遗传病的诊断可分为_____、_____和_____三种类型。
2. 家族史即整个家庭所有成员_____。它应能够充分反映患者_____和各家族成员的发病情况。
3. 遗传病诊断的实验室检查主要包括_____、_____及_____。
4. 细胞遗传学检查包括_____和_____。
5. 临床上基因诊断方法有_____、_____和_____。
6. 遗传病的治疗大致分为以下四类：_____、_____、_____、_____。
7. 药物治疗的原则可以概括为_____、_____。
8. 基因治疗按其受体细胞不同分类，则有_____和_____两类。
9. _____是诊断单基因病的常用方法，_____是确诊染色体病的主要方法。

三、选择题

(一) 单选题

1. 家系调查的最主要目的是
   A. 了解发病人数
   B. 了解疾病的遗传方式
   C. 了解医治效果
   D. 收集病例
   E. 便于与病人联系
2. 不能进行染色体检查的材料有
   A. 外周血
   B. 排泄物
   C. 绒毛膜
   D. 肿瘤
   E. 皮肤
3. 性染色质检查可以对下列哪种疾病进行辅助诊断
   A. Turner 综合征
   B. 21 三体综合征
   C. 18 三体综合征
   D. 苯丙酮尿症
   E. 地中海贫血
4. 临床上诊断 PKU 患儿的首选方法是
   A. 染色体检查

B. 生化检查

C. 系谱分析

D. 性染色质检查

E. 基因诊断

5. 下列哪种疾病应进行染色体检查

   A. 先天愚型

   B. α地中海贫血

   C. 苯丙酮尿症

   D. 假肥大型肌营养不良症

   E. 白化病

6. 生化检查主要是指针对下列哪项的检查

   A. 病原体

   B. DNA

   C. RNA

   D. 微量元素

   E. 蛋白质和酶

7. 基因诊断与其他诊断比较,最主要的特点在于

   A. 费用低

   B. 周期短

   C. 取材方便

   D. 针对基因结构

   E. 针对病变细胞

8. 核酸杂交的基本原理是

   A. 变性与复性

   B. DNA复制

   C. 转录

   D. 翻译

   E. RNA剪切

9. 用人工合成的寡核苷酸探针进行基因诊断,错误的是

   A. 已知正常基因和突变基因核苷酸顺序

   B. 需要一对寡核苷酸探针

   C. 一个探针与正常基因互补,一个探针与突变基因互补

   D. 不知道待测基因的核苷酸顺序

   E. 一对探针杂交条件相同

10. 以寡核苷酸探针作基因诊断时,若某个体的待测基因能与正常探针及突变探针都能结合,则表明该个体为

    A. 正常个体

    B. 患者

    C. 杂合子

    D. 携带者

    E. 无法判断

11. 遗传病诊断时所采集的完整系谱应该至少包括几代以上的家庭成员

    A. 1代

    B. 2代

    C. 3代

    D. 4代

    E. 5代

12. 目前,遗传病的手术疗法主要包括

    A. 手术矫正和器官移植

    B. 器官组织的细胞修复

    C. 克隆技术

    D. 推拿疗法

    E. 手术的剖析

13. 目前,饮食疗法治疗遗传病的基本原则是

    A. 少食

    B. 多食肉类

    C. 口服维生素

    D. 禁其所忌

    E. 补其所缺

14. 在基因治疗时替换有缺陷的基因,使细胞的功能恢复正常,称为

    A. 基因修正

    B. 基因转移

    C. 基因增强

    D. 基因复制

    E. 基因突变

15. 在基因治疗时仅仅将正常的基因导入细胞而不替换有缺陷的基因,从而使细胞的功能恢复正常,称为

    A. 基因修正

    B. 基因转移

C. 基因增强

D. 基因复制

E. 基因突变

(二) 多选题

1. 染色体检查的指征有

   A. 发育障碍

   B. 智力低下

   C. 反复流产

   D. 免疫力低下

   E. 过度肥胖

2. 苯丙酮尿症的诊断可以考虑进行

   A. 影像诊断

   B. 血清检查

   C. 尿液检查

   D. 染色体检查

   E. 分子诊断

3. 家系分析应注意的事项有

   A. 资料的可信程度

   B. 资料的完整程度

   C. 家系成员必须包括三代以上

   D. 观察指标必须相同

   E. 家系成员均未经过治疗

4. 诊断染色体病可选择下列哪些辅助诊断

   A. 核型分析

   B. 基因诊断

   C. 系谱分析

   D. 性染色质检查

   E. 生化检查

5. 遗传病的诊断方法包括

   A. 系谱分析

   B. 生化检查

   C. 核型分析

   D. 基因诊断

   E. 临床诊断

6. 当遗传病发展到器官、组织出现了损伤时，可应用外科手术的方法对病损器官进行

   A. 切除

   B. 修补

   C. 替换

   D. 克隆方法

   E. 细胞转导

7. 药物治疗的原则可以概括为

   A. 去其所余

   B. 补其所缺

   C. 用其所余

   D. 食其所需

   E. 取其所劣

8. 去其所余的临床治疗方法包括

   A. 应用螯合剂

   B. 应用促排泄剂

   C. 利用代谢抑制剂

   D. 血浆置换或血浆过滤

   E. 平衡清除法

9. 饮食疗法治疗遗传病的原则是禁其所忌，即对因酶缺乏而造成的底物或中间产物堆积的患者

   A. 制订特殊的食谱或配以药物

   B. 控制底物或中间产物的摄入

   C. 减少代谢产物的堆积

   D. 多食水果

   E. 多用维生素治疗

10. 基因治疗涉及

    A. 重组 DNA 技术

    B. 基因转移

    C. 替代或补偿缺陷基因功能

    D. 基因修正

    E. 基因增强

四、问答题

1. 遗传性代谢病的诊断涉及哪些方面？以 PKU 为例说明。
2. 遗传病实验室检查的主要方法有哪些？
3. PCR 诊断的特点是什么？

4. 基因测序技术有哪些应用？
5. 遗传病治疗的主要手段有哪些？

参 考 答 案

一、名词解释

1. 家族史即整个家系的所有成员患同种疾病的历史，它所反映的应该是患者父系及母系各家族成员的患病情况。

2. 系谱分析是由先证者入手，调查先证者家庭成员的患病与死亡情况，绘出系谱图，经过回顾性分析，确定该病属于哪种遗传方式。

3. 基因诊断是利用 DNA 分析技术直接从 DNA 水平上检测人类遗传病的基因缺陷，从而对疾病进行诊断。这种诊断方法又称为 DNA 分析法。

4. 基因探针就是一段与目的基因或 DNA 互补的特异核苷酸序列，它可以是基因的一部分或人工合成的特异核苷酸序列，能专一地与被检测基因互补结合。

5. 基因治疗是指运用 DNA 重组技术设法修复患者细胞内有缺陷的基因，使细胞恢复正常功能，以达到治疗疾病的目的。

6. 基因修正即定点导入外源正常基因，代替有缺陷的基因，而对靶细胞的基因组无任何改变，是原位修复缺陷基因的直接疗法，此乃理想的基因治疗策略。

7. 基因增强即非定点导入外源正常基因以补偿缺陷基因表达的不足，而没有去除或修复有缺陷的基因，属间接疗法。

8. 体细胞基因治疗是指将正常基因转移到体细胞，使之表达基因产物，以达到治疗目的。

9. 生殖细胞基因治疗是将正常基因转移到患者的生殖细胞，使其发育成正常个体。

二、填空题

1. 产前诊断　症状前诊断　现症病人诊断
2. 患同种疾病的历史　父系　母系
3. 细胞遗传学检查　生化检查　基因诊断
4. 染色体检查　性染色质检查
5. 核酸分子杂交　聚合酶链反应　DNA 测序
6. 手术治疗　药物治疗　饮食治疗　基因治疗
7. 补其所缺　去其所余
8. 生殖细胞基因治疗　体细胞基因治疗
9. 生化检查　染色体检查

三、选择题

(一) 单选题

1. B　2. B　3. A　4. B　5. A　6. E　7. D　8. A　9. D
10. C　11. C　12. A　13. D　14. A　15. C

(二) 多选题

1．ABC　　2．BCE　　3．ABC　　4．AD　　5．ABCDE　　6．ABC　　7．AB
8．ABCDE　　9．ABC　　10．ABCDE

四、问答题

1．PKU 可应用下列几方面检查进行诊断：

(1) 症状和体征的检查：皮肤白皙，尿（汗）有鼠尿样腐臭味。

(2) 对尿进行三氯化铁试验：形成绿色絮状沉淀。

(3) 对血进行酶活性检测：苯丙氨酸羟化酶活性明显降低。

(4) 基因诊断：ASO 探针斑点杂交或 PCR 诊断。

2．遗传病实验室检查的主要方法有细胞遗传学检查、生化检测及基因诊断。细胞遗传学检查又包括染色体检查和性染色质检查。染色体检查也叫核型分析，是确诊染色体病的最终手段；性染色质检查可辅助诊断性染色体数目畸变所造成的疾病；生化检查是临床上诊断遗传性代谢病的首选方法；而基因诊断是诊断遗传病的最有前途的方法。

3．PCR 诊断技术的特点是特异性强，灵敏度高，速度快，应用范围广。

4．基因测序技术可用于基因诊断、基因研究和亲子鉴定。

5．遗传病的治疗手段主要包括手术治疗、药物治疗、饮食治疗和基因治疗。手术治疗包括手术矫正和器官移植，可用于对遗传病所造成的畸形加以矫正或修补，还可利用器官移植术将正常的器官植入病人体内以代替病损的器官。药物治疗主要是对症治疗，这类治疗主要是针对分子代谢病，其原则是"补其所缺、去其所余"。饮食治疗的原则是禁其所忌。对于酶缺乏不能对底物进行正常代谢的患者，可限制底物或前体物的摄入量以达到治疗的目的；饮食疗法的另一重要策略是减少患者对所忌物质的吸收。基因治疗是指运用 DNA 重组技术设法修复患者细胞内有缺陷的基因，使细胞恢复正常功能，以达到治疗疾病的目的。基因治疗包括基因修正和基因增强两种方式，既可用于生殖细胞治疗，也可用于体细胞治疗。

(吴来春)

第十三章 遗传病的预防

测试题

一、名词解释

1. 遗传咨询
2. 产前诊断
3. 脐带穿刺术
4. 胎儿镜检查
5. 再发风险率
6. 新生儿筛查
7. 携带者筛查

二、填空题

1. 遗传咨询的种类包括_____、_____和_____三种。
2. 胎儿镜又称_____腔镜,是一种特制的_____纤维内窥镜,可在局部麻醉下经皮肤插入_____腔,直接观察_____是否有畸形。
3. 脐带穿刺术是在_____超声扫描的监视下,经孕妇的_____刺入胎儿脐带,抽取胎儿的静脉血,用以获得胎儿_____标本进行诊断的技术。
4. 遗传病普查的资料包括_____病史、_____、_____和_____四个方面。
5. 遗传咨询的主要步骤是_____、_____、_____和_____。
6. 进行新生儿筛查的疾病具有_____、_____和_____的特点。
7. 我国列入筛查的疾病有_____、_____和_____。
8. 羊膜穿刺的取材时间一般在胎龄_____周时进行;绒毛取样的时间一般在胎龄_____周时进行;脐带穿刺的取材时间一般在胎龄_____周时进行。
9. 新生儿筛查一般是用_____或_____作为材料。血样的采集是在出生后_____。
10. 通过对遗传病高风险复发家庭和个人进行婚姻指导及生育指导,可以预防_____,降低人群中的致病基因_____。

三、选择题

(一) 单选题

1. 对一些危害严重、致残的遗传病,目前尚无有效疗法,也不能进行产前诊断,再次生育时的再发风险很高,宜采取的对策是
   A. 遗传咨询
   B. 出生后诊断
   C. 人工授精
   D. 不再生育
   E. 药物控制

2. 遗传咨询医师必须熟悉诊断各种遗传病的基本技术,包括
   A. 临床诊断
   B. 酶学诊断
   C. 细胞遗传学诊断
   D. 基因诊断

E. 以上都是
3. 遗传咨询的主要步骤为
   A. 准确诊断
   B. 确定遗传方式
   C. 对再发风险的估计
   D. 提出对策和措施
   E. 以上都是
4. 我国目前列入新生儿筛查的疾病有
   A. PKU
   B. SARS
   C. 甲状腺炎
   D. 细菌感染
   E. DMD
5. 苯丙酮尿症筛查的方法是
   A. 细菌抑制法
   B. 嗜菌体抗性检测法
   C. 血斑滤纸的提取液检测法
   D. 酶活性测定
   E. 氨基己糖苷酶活性的筛查法
6. 我国列入新生儿筛查的疾病有
   A. PKU
   B. 先天性甲状腺功能低下
   C. 听力障碍
   D. 上述三种都是
   E. A 和 B
7. 适合做产前诊断的指征不包括
   A. 夫妇任意一方有染色体异常
   B. 曾生育过染色体病患儿的孕妇
   C. 夫妇任意一方为单基因病患者
   D. 曾生育过基因病患儿的孕妇
   E. 年龄小于 35 岁的孕妇
8. 羊膜穿刺的最佳时间是
   A. 胎龄 8~12 周
   B. 胎龄 8~16 周
   C. 胎龄 16~18 周
   D. 胎龄 17~32 周
   E. 胎龄 18~20 周
9. 利用孕妇外周血分离胎儿细胞是属于
   A. 非侵入性产前诊断技术
   B. 侵入性产前诊断技术
   C. 对胎儿有创伤的产前诊断技术
   D. 对孕母有严重创伤的产前诊断技术
   E. 影像学方面的产前诊断技术
10. 遗传病普查的注意事项不包括
    A. 可行性
    B. 自愿性
    C. 专业性
    D. 选择对策
    E. 保密性
11. 遗传病患儿复发的高风险是指
    A. 复发风险在 25% 以上
    B. 复发风险低于 10%
    C. 复发风险在 10% 以上
    D. 复发风险在 50% 以上
    E. 复发风险在 1% 以上
12. 我国婚姻法规定，禁止几代旁系血亲结婚
    A. 3~4 代
    B. 3 代以内
    C. 5 代以内
    D. 2 代以内
    E. 2~5 代
13. 与咨询者商谈对策时应遵循的原则是
    A. 必须执行的原则
    B. 非指令性原则
    C. 指令性的原则
    D. 马上执行的原则
    E. 以上都不是
14. 目前提倡的最佳生育年龄是
    A. 25~29 岁
    B. 20~30 岁
    C. 20~25 岁
    D. 25~35 岁
    E. 25~30 岁
15. 胚胎植入前遗传学诊断技术是对
    A. 7~9 周孕龄的胎儿进行诊断
    B. 17~32 周孕龄的胎儿进行诊断
    C. 16~18 周孕龄的胎儿进行诊断

D. 32周以上孕龄的胎儿进行诊断
   E. 试管婴儿进行诊断
16. 脐带血穿刺的最佳时期是
    A. 胎龄8～12周
    B. 胎龄8～16周
    C. 胎龄16～18周
    D. 胎龄17～32周
    E. 胎龄18～20周

(二) 多选题
1. 遗传咨询医师应具有
   A. 丰富的临床诊断经验并熟悉遗传病诊断的基本技术
   B. 扎实的医学遗传学基本知识
   C. 一定的心理学知识
   D. 查阅遗传病资料的能力
   E. 按Bayes法计算再发风险的能力
2. 遗传咨询后提出的对策有
   A. 产前诊断
   B. 不再生育
   C. 冒风险再次生育
   D. 人工授精
   E. 以上都不是
3. 我国《中华人民共和国母婴保健法》规定各地均要进行新生儿筛查的疾病是
   A. 苯丙酮尿症
   B. 先天性甲状腺功能低下
   C. 葡萄糖-6-磷酸酶缺乏症
   D. 神经管缺陷
   E. 非典型性肺炎
4. 人工授精适用于
   A. 丈夫患有严重的常染色体遗传病
   B. 妻子患严重常染色体遗传病
   C. 妻子患基因病
   D. 丈夫患基因病
   E. 丈夫是染色体易位的携带者
5. 产前诊断时需采集胎儿的有关标本做检测，采集标本的技术包括
   A. 绒毛取样
   B. 羊膜穿刺术
   C. 绒毛吸取术
   D. X射线照射
   E. 脐带穿刺术
6. 辅助生殖技术包括
   A. 人工授精
   B. 羊膜穿刺
   C. 体外受精和胚胎移植
   D. 脐带血穿刺
   E. 胎儿镜检查

四、问答题

1. 什么是遗传咨询？遗传咨询的意义是什么？
2. 什么是新生儿筛查？怎样进行新生儿筛查？
3. 所有的孕妇都应做产前诊断吗？适合做产前诊断的指征有哪些？
4. 简述携带者检出的意义及主要方法。
5. 遗传病预防需要做哪几方面的工作？简述每项工作的目的是什么。
6. 简述遗传咨询的程序及目的。
7. 简述产前诊断的概念及技术手段。
8. 简述婚育指导的内容。

参 考 答 案

一、名词解释

1. 遗传咨询是指咨询医师或医学遗传学专业人员应用遗传学和临床医学的基本原理和技术,对咨询者提出的家庭中或亲属中某病是否为遗传病、发病的病因、遗传方式、诊断、治疗、预后及复发风险等问题进行一系列的解答和讨论,使咨询者及其亲属了解该病,选择最恰当的对策并在咨询医师的帮助下具体实施,以获得最佳防治效果的过程。

2. 产前诊断又称出生前诊断和宫内诊断,是通过直接或间接的方法对胎儿是否患有遗传病作出诊断的过程。

3. 脐带穿刺术是在B型超声扫描的监视下经孕妇的腹壁进入胎儿脐带,抽取胎儿的静脉血用以获得胎儿纯血标本进行诊断的技术。

4. 胎儿镜又称羊膜腔镜,是一种特制的光导纤维内窥镜,可在局部麻醉下经皮肤插入羊膜腔,直接观察胎儿是否有畸形。

5. 再发风险率又称为复发风险率,是曾生育过一个或几个遗传病患儿的夫妇,再生育该病患儿的概率。

6. 新生儿筛查是对已出生的新生儿进行某些遗传病的症状前诊断,是出生后预防和治疗某些遗传病的有效方法。

7. 携带者筛查是指当某种遗传病在某一群体中有高发病率,为了预防该病在群体中的发生,采用经济实用、准确可靠的方法在群体中进行筛查,筛出携带者后则进行婚育指导,即可达到预期目标。

二、填空题

1. 婚前咨询　产前咨询　一般咨询
2. 羊膜　光导　羊膜　胎儿
3. B型　腹壁　纯血
4. 个人　发育史　婚育史　家族史
5. 准确诊断　对再发风险的估计　提出对策和措施　随访和扩大咨询
6. 发病率高　危害大　早治有较好疗效
7. PKU　先天性甲状腺功能低下　听力障碍
8. 16～18　8～12　17～32
9. 静脉血　尿　3～4天
10. 遗传病患儿的出生　频率

三、选择题

(一) 单选题

1. D　2. E　3. E　4. A　5. A　6. D　7. E　8. C　9. A
10. D　11. C　12. B　13. B　14. A　15. E　16. D

（二）多选题

1. ABCDE　　2. ABCD　　3. AB　　4. ADE　　5. ABCE　　6. AC

四、问答题

1. 遗传咨询是家庭中预防患儿出生的有效方法之一，是由临床医生和遗传学工作者解答遗传病患者及其家属提出的有关遗传性疾病的病因、遗传方式、诊断、治疗及预防等问题，估计患者的子女再患某病的概率，并提出指导及建议，以供患者及其亲属参考。其主要步骤包括：①准确诊断；②确定遗传方式；③对再发风险的估计；④提出对策和措施；⑤随访和扩大咨询。

遗传咨询的意义在于减轻患者身体和精神上的痛苦，减轻患者及亲属的心理压力，帮助他们正确对待遗传病，了解发病概率，采取正确的预防、治疗措施；降低人群遗传病的发生率，降低有害基因的频率，减少有害基因的传递机会。

2. 新生儿筛查是对已出生的新生儿进行某些遗传病的症状前的诊断，是出生后预防和治疗某些遗传病的有效方法。进行新生儿筛查的疾病通常发病率高，危害大，早期治疗可取得较好的疗效。我国列入筛查的疾病有PKU、先天性甲状腺功能低下和听力障碍、G6PD缺乏症（南方）。新生儿筛查一般是用静脉血或尿作为材料。采集是在出生后3～4天。

3. 并非所有的孕妇都要做产前诊断，而是选择具有一定指征的孕妇进行产前诊断。适合做产前诊断的指征包括：① 夫妇任意一方有染色体异常或曾生育过染色体病患儿；② 夫妇任意一方为单基因病患者或曾生育过单基因病患儿；③ 有不明原因的自然流产史、畸胎史、死产或新生儿死亡史；④ 羊水过多的孕妇；⑤ 夫妇任意一方曾接触过致畸因素；⑥ 年龄大于35岁的孕妇；⑦ 有遗传病家族史的近亲婚配夫妇。

4. 携带者就是表型正常但遗传物质异常的个体，包括隐性遗传病的杂合子，染色体平衡易位的个体、带有显性致病基因而表现正常的未外显者或迟发外显者等。携带者本身的表型是正常的，但他们却可以将有害基因传递下去。当他们生育后代时便可能有患儿出现。因此检出携带者是非常必要的，对预防遗传病有着重要意义。携带者的检出方法包括临床水平、细胞水平、生化水平和基因水平四大类。

5. 遗传病预防工作包括：① 环境保护：由于环境污染可对人类的遗传物质造成损害，因此要预防遗传病的出现必须彻底治理环境。② 遗传病的普查与登记：为了预防遗传病，要对某一地区进行普查，了解这一地区存在的遗传病种、发病率及遗传方式等。在普查中发现的遗传病患者及携带者要进行登记。在这些资料的基础上，可以计算出遗传病的基因频率、基因型频率和携带者频率等。③ 新生儿筛查：进行新生儿筛查能在症状出现前及时诊断出某些先天性代谢病的异常改变，预防遗传病病损的出现。④ 携带者检出：携带者本身表现型正常，但可将有害基因传递下去，检出携带者可以预防其后代出现患者。⑤ 遗传咨询：进行遗传咨询是在一个家庭中减少遗传病患者的有效方法，其内容包括该遗传病的发病病因、传递方式、治疗、预后、再发风险估计及医师给咨询者最佳建议，并建议采取相应对策。⑥ 产前诊断：是通过直接或间接的方法对胎儿进行某种遗传病的诊断，对患病者可实行人工流产，因此可以降低遗传病的发病率。

6. 遗传咨询的程序包括：① 明确诊断：即确诊患者是否患遗传病，是哪种遗传病。② 家系调查：即根据先证者的口述及实际调查等采集家系资料及病史，绘出系谱图，通过分析，判断该病的遗传方式。③ 告知风险：经分析后，将该病的发病病因、遗传方式、治疗方法、预后和再发风险告知患者及其家属。④ 商谈对策：根据实际情况为患者或其家属提供一个最佳的、切实可行的建议，并与患者及其家属反复商讨以帮助他们作出最恰当的选择。⑤ 随访服务：为了解和扩大咨询效果，为证实咨询者所提供情况的可靠性，医生应在必要时对患者进行随访。

7. 产前诊断又称出生前诊断和宫内诊断，是通过直接或间接的方法对胎儿是否患有遗传病作出诊断的过程。从技术手段可分为非侵入性（非创伤性）和侵入性（创伤性）两大类。非侵入性技术对母亲和胎儿几乎没有损伤，包括测定孕妇血和尿中代谢产物及酶含量的生物化学检测、从孕妇外周血中获得胎儿细胞或胎儿 DNA 进行的细胞学和 DNA 分子检测以及利用 X 射线或超声波等物理仪器进行的影像学检测。侵入性技术包括抽取羊水细胞、绒毛组织取材及脐静脉穿刺抽取胎儿脐带血等，然后进行细胞或分子检测，对母亲和胎儿均有一定的损伤。胎儿镜有时也属于侵入性的检查。

8. 对遗传病患者及其亲属进行婚育指导，必要时采取辅助生殖技术，可以减少遗传病患儿的出生，降低群体的致病基因频率。婚育指导主要包括婚姻指导、生育指导和辅助生殖技术三个方面。婚姻指导的主要内容是婚前检查和避免近亲结婚；生育指导的内容有孕前指导和产前检查等；辅助生殖技术的内容有人工授精、体外受精和胚胎移植等。

（高建华）

模拟试卷及参考答案

模拟试卷（一）

（适合高职学生水平，2小时完成）

一、名词解释（每题2分，共20分）

1. 断裂基因　2. 同源染色体　3. 亚二倍体　4. 表现度　5. 易患性
6. 适合度　7. 分子病　8. 癌基因　9. 基因诊断　10. 遗传咨询

二、选择题（单选题，每题1分，共30分）

1. 体细胞中遗传物质改变所导致的疾病称为
    A. 单基因病
    B. 多基因病
    C. 染色体病
    D. 体细胞遗传病
    E. 线粒体病
2. 家族性疾病是指
    A. 出生后就表现出来的疾病
    B. 遗传性疾病
    C. 先天畸形
    D. 非遗传性疾病
    E. 具有家族聚集现象的疾病
3. 基因表达时，遗传信息的流动方向和主要过程是
    A. RNA→DNA→蛋白质
    B. hnRNA→mRNA→蛋白质
    C. DNA→tRNA→蛋白质
    D. DNA→mRNA→蛋白质
    E. DNA←RNA→蛋白质
4. 某基因表达的多肽中，发现一个氨基酸异常，该基因突变的方式是
    A. 无义突变
    B. 同义突变
    C. 错义突变
    D. 移码突变
    E. 整码突变
5. 结构基因的侧翼序列不包括下列哪项
    A. TATA框
    B. 增强子
    C. poly A 序列
    D. 终止子
    E. CAAT框
6. 关于染色质和染色体的叙述，正确的是
    A. 不同物质在细胞周期中不同时期的表现形式
    B. 不同物质在细胞周期中同一时期的表现形式
    C. 同一物质在细胞周期中同一时期的不同表现形式
    D. 同一物质在细胞周期中的不同时期的两种不同存在形式
    E. 以上都不是
7. 按照ISCN的标准系统，1号染色体，短臂，3区，1带，第3亚带应表示为
    A. 1p31.3
    B. 1q31.3
    C. 1p3.13
    D. 1q3.13

E. 1p3.1.3
8. 同源染色体的联会发生在减数分裂前期Ⅰ的
   A. 细线期
   B. 偶线期
   C. 粗线期
   D. 双线期
   E. 终变期
9. 某一个体中含有不同染色体数目的三个细胞系,该个体称为
   A. 三倍体
   B. 三体型
   C. 嵌合体
   D. 多倍体
   E. 非整倍体
10. 核型 46,XY,t(4;6)(q35;q21)表示
    A. 某女性体内发生了染色体的插入
    B. 某男性体内发生了染色体的易位
    C. 某男性带有等臂染色体
    D. 某女性个体带有易位型的畸变染色体
    E. 某男性个体含有缺失型的畸变染色体
11. 先天性睾丸发育不全综合征患者的核型是
    A. 45,X
    B. 47,XXY
    C. 47,XX(XY),+21
    D. 45,XX(XY),−14,−21,+t(14;21)(p11;q11)
    E. 46,XX(XY),−14,+t(14;21)(p11;q11)
12. 一对夫妇表型正常,婚后生了一个白化病(AR)的儿子,这对夫妇的基因型是
    A. Aa 和 Aa
    B. AA 和 Aa
    C. aa 和 Aa
    D. aa 和 AA
    E. AA 和 AA
13. 一对等位基因在杂合状态下,两种基因的作用都完全表现出来叫
    A. 常染色体隐性遗传
    B. 不完全显性遗传
    C. 不规则显性遗传
    D. 延迟显性遗传
    E. 共显性遗传
14. 关于X连锁隐性遗传,下列哪一种说法是错误的
    A. 系谱中往往只有男性患者
    B. 女儿有病,父亲也一定是同病患者
    C. 双亲无病时,子女均不会患病
    D. 有交叉遗传现象
    E. 母亲有病,父亲正常,儿子都是患者,女儿都是携带者
15. 线粒体疾病的遗传特征是
    A. 母系遗传
    B. 近亲婚配的子女发病率增高
    C. 交叉遗传
    D. 发病率有明显的性别差异
    E. 女患者的子女约 1/2 发病
16. mtDNA的结构特点是
    A. 全长16.6kb,不与组蛋白结合,为裸露闭环单链
    B. 全长61.6kb,不与组蛋白结合,分为重链和轻链
    C. 全长16.6kb,与组蛋白结合,为闭环双链
    D. 全长61.6kb,不与组蛋白结合,为裸露闭环单链
    E. 全长16.6kb,不与组蛋白结合,为裸露闭环双链
17. 多基因遗传病发病风险的估计与下列哪种因素无关
    A. 孕妇年龄
    B. 群体发病率
    C. 遗传度高低

D. 病情的轻重

E. 患病人数

18. 下列哪种病是多基因遗传病

    A. 血友病 A

    B. 白化病

    C. 唇裂

    D. 并指

    E. 红绿色盲

19. 先天性聋哑（AR）的群体发病率为 0.0004，该群体中携带者的频率是

    A. 0.01

    B. 0.02

    C. 0.0002

    D. 0.04

    E. 0.1

20. 不影响遗传平衡的因素是

    A. 群体的大小

    B. 群体中个体的寿命

    C. 选择

    D. 群体中选择性交配

    E. 群体中个体的大规模迁移

21. 孟德尔群体是

    A. 生活在一定空间范围内，能互相交配的同种个体

    B. 生活在一定空间范围内的所有生物个体

    C. 生活在一定空间范围内能互相交配的所有生物个体

    D. 生活在一定空间范围内的所有同种生物个体

    E. 以上都不是

22. 人类 α 珠蛋白基因簇定位于

    A. 11p13

    B. 11p15

    C. 11q15

    D. 16q15

    E. 16p13

23. 镰形细胞贫血患者的血红蛋白是 HbS，其分子组成是

    A. $\alpha_2\beta_2^{6谷\to赖}$

    B. $\alpha_2\beta_2^{26谷\to赖}$

    C. $\alpha_2\beta_2^{26谷\to缬}$

    D. $\alpha_2\beta_2^{6缬}$

    E. $\alpha_2\beta_2^{6缬}$

24. 苯丙酮尿症患者体内缺乏

    A. 酪氨酸酶

    B. 精氨酸酶

    C. 半乳糖激酶

    D. 苯丙氨酸羟化酶

    E. 葡萄糖-6-磷酸酶

25. "蚕豆病"涉及的酶是

    A. 乙酰化酶

    B. 葡萄糖-6-磷酸脱氢酶

    C. 尿卟啉原Ⅰ合成酶

    D. 丁酰胆碱酯酶

    E. 芳烃羟化酶

26. 下列哪种肿瘤的发生是二次突变学说的最好依据

    A. 视网膜母细胞瘤

    B. 乳腺癌

    C. 皮肤癌

    D. 鼻咽癌

    E. 肝癌

27. 关于 Ph 染色体正确的描述为

    A. 8 号和 14 号染色体相互易位产生

    B. 9 号和 22 号染色体相互易位产生

    C. 9 号染色体缺失产生

    D. 22 号染色体缺失产生

    E. 22 号染色体断裂

28. 用人工合成的寡核苷酸探针进行基因诊断，错误的是

    A. 已知正常基因和突变基因核苷酸序列

    B. 需要一对寡核苷酸探针

    C. 一个探针与正常基因互补，一个探针与突变基因互补

    D. 不知道待测基因的核苷酸序列

    E. 一对探针杂交条件相同

29. 假如在基因治疗时仅仅将正常的 DNA 导入细胞而不替换掉有缺陷的

基因,从而使细胞的功能恢复正常,就称其为
A. 基因修正
B. 基因转移
C. 基因增补
D. 基因复制
E. 基因突变

30. 羊膜穿刺的最佳时间是
A. 孕 8~12 周
B. 孕 8~16 周
C. 孕 16~18 周
D. 孕 17~32 周
E. 孕 18~20 周

三、填空题(每空 1 分,共 10 分)

1. "中心法则"表示生物体内_____的传递或流动规律。
2. 染色质的基本结构单位是_____。
3. 在减数分裂I中,同源染色体分离,分别进入不同子细胞,是_____的细胞学基础。
4. 某种性状或疾病的基因,由于性别限制,只在一种性别中表现出来,另一种性别则完全不能表达,这种遗传现象称为_____。
5. 数量性状由_____对基因决定。
6. _____婚配可提高常染色体隐性遗传病的发病率。
7. 导致异常血红蛋白病的最常见的基因突变类型是_____。
8. 在一个恶性肿瘤的细胞群中占主导地位的克隆构成_____。
9. 遗传病药物治疗的原则是_____。
10. 脐带穿刺的取材时间一般在胚胎_____周时进行。

四、简答题(每题 10 分,共 40 分)

1. 什么是脆性 X 染色体综合征?其主要临床表现是什么?(10 分)
2. 判断下面的系谱符合哪种遗传方式,根据是什么?写出患者及其双亲的基因型。(10 分)

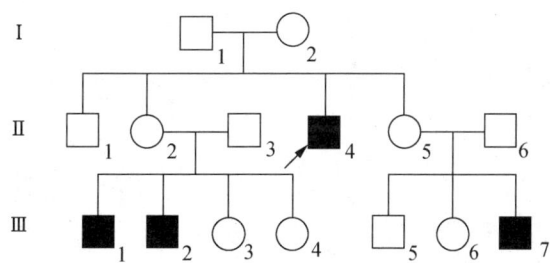

3. 在某一遗传平衡群体中,血友病(XR)男性的发病率为 0.000 08,求各基因频率及女性患者的发病率。(10 分)
4. 简述肿瘤发生的多步骤损伤学说。(10 分)

参考答案

一、名词解释

1. 断裂基因是指编码序列不连续,被非编码序列分隔成嵌合排列的断裂形式的基因,

如人类的结构基因。

2. 同源染色体是指大小、形态结构相同，一条来自父方、一条来自母方的一对染色体。

3. 当体细胞中的染色体数目少于二倍体时称亚二倍体

4. 表现度是指杂合子显性基因表达的程度，是个体概念。

5. 在多基因病中，由遗传基础和环境因素共同作用，决定一个个体是否易于患病，称为易患性。

6. 适合度是指一定环境条件下，某个个体能够生存并能将其基因传给后代的能力。

7. 分子病指基因突变造成蛋白质结构或合成量异常所引起的疾病。

8. 癌基因指能引起或诱导正常细胞恶性转化，使正常细胞获得一个或多个新生物特性的基因。

9. 基因诊断是利用DNA分析技术直接从DNA水平上检测人类遗传病的基因缺陷，因此这种诊断方法又称为DNA分析法。

10. 遗传咨询是指咨询医师或医学遗传学专业人员应用遗传学和临床医学的基本原理和技术，对咨询者提出的家庭中或亲属中某病是否为遗传病、发病的病因、遗传方式、诊断、治疗、预后及复发风险等问题进行一系列的解答和讨论，使咨询者及其亲属对这种病有概要的了解，选择最恰当的对策并在咨询医师的帮助下具体实施，以获得最佳的防治效果的过程。

二、选择题

1. D　2. E　3. D　4. C　5. C　6. D　7. A　8. B　9. C
10. B　11. B　12. A　13. E　14. C　15. A　16. E　17. D　18. C
19. D　20. B　21. A　22. E　23. E　24. D　25. B　26. A　27. B
28. D　29. C　30. C

三、填空题

1. 遗传信息

2. 核小体

3. 基因分离定律

4. 限性遗传

5. 多

6. 近亲

7. 错义突变

8. 干系

9. 补其所缺，去其所余

10. 17～32

四、简答题

1. 如果一条X染色体Xq27～Xq28之间呈细丝样结构，并使其所连接的长臂末端形似随体，则这条X染色体就被称作脆性X染色体。若女性个体的细胞中带有一条脆性X染色体，一般没有表型的改变，为携带者；若是男性个体的细胞中带有脆性X染色体，则会表现出一系列临床改变即为脆性X染色体综合征。脆性X染色体综合征的主要临床表现为中、重度的智力低下，语言障碍，性格孤僻，青春期后可见明显大于正常的睾丸，伴有特殊面容——长脸、方额、大耳朵、嘴大唇厚、下颌大并前突。

2. 该系谱为 X 连锁隐性遗传（XR）。主要判断依据为：①系谱中的患者都是男性。②父母无病时，儿子可能患病，女儿全部正常，但可能为携带者。③交叉遗传。患者的基因型为 X^aY，患者父亲基因型为 X^AY，患者母亲基因型为 X^AX^a。

3. 血友病为 XR

设：正常基因 X^A 的频率是 p，致病基因 X^a 的频率是 q

男性正常人基因型 X^AY，男性患者基因型 X^aY

女性正常人基因型 X^AX^A，X^AX^a，女性患者基因型 X^aX^a

所以男性发病率＝X^aY 频率＝X^a 频率＝q＝0.000 08

X^A 频率＝p＝1－0.000 08＝0.999 92

女性患者发病率＝X^aX^a＝q^2＝6.4×10^{-11}

4. 研究表明肿瘤的发生是一个多步骤、涉及多种相关基因包括癌基因和抑癌基因协同作用的变异累积过程，每一个基因的改变只完成其中的一个步骤，在不同阶段涉及不同基因的激活与失活。这些基因的激活与失活在时间上有先后顺序，在空间位置上有一定配合，所以肿瘤细胞表型的最终形成是这些基因激活与失活共同作用的结果。在恶性肿瘤的起始阶段，原癌基因激活的方式主要表现为反转录病毒的插入和原癌基因点突变，而染色体重排、基因重组和基因扩增等激活方式的出现则意味着恶性肿瘤进入演进阶段。不同肿瘤发生中的癌基因活化途径并不相同，但其变化的形式可概括为两方面：一是转录水平的改变，通常表现为活性增高；二是转录产物的结构变化，产生结构异常的癌蛋白或者摆脱了调控基因的控制。总之，正是由于各种原癌基因发生量变和质变，导致表达异常，造成细胞分裂与分化失控，通过多阶段演变而转化为肿瘤细胞。

（梁红业）

模拟试卷（二）

（适合高职学生水平，2小时完成）

一、名词解释（每题2分，共20分）

1. 动态突变　2. 细胞周期　3. 末端缺失　4. 遗传异质性　5. 等位基因
6. 遗传负荷　7. 遗传性酶病　8. 抑癌基因　9. 基因治疗　10. 产前诊断

二、选择题（单选题，每题1分，共30分）

1. 断裂基因中，能决定基因表达组织特异性并能增强转录效率的特定序列是
   A. 启动子
   B. 增强子
   C. 外显子
   D. 内含子
   E. 终止子

2. 哪种碱基不是 DNA 的成分
   A. 腺嘌呤
   B. 鸟嘌呤
   C. 胞嘧啶
   D. 胸腺嘧啶
   E. 尿嘧啶

3. 真核细胞新合成的 hnRNA 要经过剪接、加帽、加尾后才变成有功能 mRNA，其调控系统属于
   A. 转录前调控
   B. 转录水平调控
   C. 转录后调控
   D. 翻译水平调控
   E. 翻译后调控

4. 真核细胞中的染色体主要是由
   A. DNA 和 RNA 组成
   B. RNA 和组蛋白组成
   C. DNA 和组蛋白组成
   D. 组蛋白和非组蛋白组成
   E. 核酸和非组蛋白组成

5. 经检查发现，某个体的体细胞核中有 1 个 X 小体，表明该个体的体细胞中有几条 X 染色体
   A. 1
   B. 2
   C. 3
   D. 4
   E. 5

6. 减数分裂和有丝分裂的相同点是
   A. 细胞中染色体数目都不变
   B. 都有同源染色体的分离
   C. 都有同源染色体的联会
   D. 都有同源染色体之间的交叉
   E. 都有 DNA 复制

7. 近端着丝粒染色体之间通过着丝粒融合而形成的易位称为
   A. 单方易位
   B. 串联易位
   C. 复杂易位
   D. 罗伯逊易位
   E. 不平衡易位

8. 四倍体的形成原因可能是
   A. 双雄受精
   B. 双雌受精
   C. 不等交换
   D. 核内复制
   E. 基因扩增

9. Down 综合征属于染色体畸变中的哪类畸变
   A. 三倍体数目畸变
   B. 三体型数目畸变
   C. 单倍体数目畸变
   D. 单体型数目畸变

E. 多倍体数目畸变

10. 一对夫妇表型正常，婚后生了一个苯丙酮尿症（AR）的儿子，这对夫妇的基因型是
    A. AA 和 AA
    B. AA 和 Aa
    C. Aa 和 Aa
    D. aa 和 AA
    E. aa 和 Aa

11. 父母都是 A 血型，生育了一个 O 血型的孩子，这对夫妇再生孩子的血型可能是
    A. 只能是 O 型
    B. 只能是 A 型
    C. 1/2 是 O 型，1/2 是 A 型
    D. 3/4 是 O 型，1/4 是 A 型
    E. 3/4 是 A 型，1/4 是 O 型

12. 一个男性是红绿色盲（XR）患者，其父母和祖父母均正常，其亲属中不可能患红绿色盲的人是
    A. 同胞兄弟
    B. 外祖父或舅父
    C. 外甥
    D. 姑姑
    E. 姨表兄弟

13. 下列哪些病的诊断需要染色体核型分析
    A. 红绿色盲
    B. 短指
    C. 唇腭裂
    D. 白化病
    E. Turner 综合征

14. 哮喘是
    A. 线粒体病
    B. 单基因病
    C. 多基因病
    D. 染色体病
    E. 体细胞遗传病

15. 多基因病中患者同胞的发病率一般为
    A. 1/4
    B. 1/2
    C. 3/4
    D. 0.1%～1%
    E. 1%～10%

16. 某多基因遗传病的群体易患性平均值与阈值的相对距离越近，则
    A. 群体易患性平均值越高，群体发病率也越高
    B. 群体易患性平均值越低，群体发病率也越低
    C. 群体易患性平均值越高，群体发病率也越低
    D. 群体易患性平均值越低，群体发病率也越高
    E. 群体易患性平均值越低，群体发病率急剧降低

17. 一个遗传不平衡的群体，随机交配多少代后可达到遗传平衡
    A. 1 代
    B. 2 代
    C. 3 代
    D. 4 代
    E. 5 代

18. 一个群体内的全部基因称为
    A. 基因频率
    B. 基因群
    C. 基因库
    D. 基因组
    E. 基因文库

19. 不影响遗传平衡的因素是
    A. 群体中个体的寿命
    B. 群体的大小
    C. 选择
    D. 群体中选择性交配
    E. 群体中个体的大规模迁移

20. 人类胎儿期的主要血红蛋白是 HbF，其分子组成是
    A. $\alpha_2\beta_2$
    B. $\alpha_2\gamma_2$

C. $\alpha_2\epsilon_2$
D. $\alpha_2\delta_2$
E. $\zeta_2\epsilon_2$

21. 静止型α地中海贫血患者缺失α珠蛋白基因的数目是
    A. 0
    B. 1
    C. 2
    D. 3
    E. 4

22. 白化病Ⅰ型有关的异常代谢结果是
    A. 代谢底物积累
    B. 代谢中间产物积累
    C. 代谢终产物缺乏
    D. 代谢终产物增加
    E. 代谢副产物积累

23. G6PD缺乏症患者可放心服用或食用
    A. 喹啉类抗疟药
    B. 磺胺药
    C. 阿司匹林等镇痛解热药
    D. 蚕豆
    E. 黄豆

24. 肿瘤发生的二次突变学说中，第二次突变发生在
    A. 卵子
    B. 精子
    C. 体细胞
    D. 原癌细胞
    E. 癌细胞

25. 下列哪种不是抑癌基因
    A. *RB* 基因
    B. *K-RAS* 基因
    C. *APC* 基因
    D. *p*53 基因
    E. *BRCA*1 基因

26. 原癌基因的激活方式是
    A. 启动子插入
    B. 点突变
    C. 基因扩增
    D. 染色体易位
    E. 以上都是

27. 能进行染色体检查的材料有
    A. 外周血
    B. 绒毛膜
    C. 羊水
    D. 皮肤
    E. 以上都是

28. 习惯性流产妇女应进行下列哪项检查
    A. 酶活性检测
    B. 核型分析
    C. DNA 分析
    D. 染色质检测
    E. 基因检测

29. 我国目前列入新生儿筛查的疾病有
    A. SARS
    B. 甲状腺炎
    C. PKU
    D. 细菌感染
    E. DMD

30. 一对表型正常的夫妇生育了一个白化病患儿，再次生育时出现该病患儿的风险是
    A. 1/2
    B. 1/4
    C. 1/8
    D. 1/50
    E. 1/100

三、填空题（每空1分，共10分）

1. 人类 DNA 中的重复序列、多基因家族主要存在于_____基因组。
2. 人类 X 染色体失活大约发生在胚胎发育的第_____天。
3. 核型 46,XY,inv(3)(q21q25) 的含义是_____。

4. 带有显性致病基因的杂合子，发育到一定年龄才表现出相应的疾病，称＿＿＿＿。

5. 精神分裂症的遗传度为80％，这表明＿＿＿＿在决定易患性变异和发病上起主要作用。

6. 遗传平衡的群体中，尿黑酸尿症的发病率约为1/100 0000，致病基因的频率为＿＿＿＿。

7. 融合基因δβ和βδ的形成机制涉及减数分裂中同源染色体＿＿＿＿引发的不等交换。

8. 血红蛋白病中，由于珠蛋白＿＿＿＿异常引起的是异常血红蛋白病。

9. 一个家族中有多个成员患同一种恶性肿瘤，则该肿瘤就称＿＿＿＿。

10. 临床上诊断单基因病的首选方法是＿＿＿＿。

四、简答题（每题10分，共40分）

1. 什么是嵌合体？它的发生机制是什么？

2. 某患者是一个8岁的男孩，两年来小腿肌肉出现萎缩，不能奔跑、不能上楼，家中父母姐妹均正常，舅父曾患肌肉萎缩症并早年夭折。现患者的一个外甥也出现类似症状。请绘出患者遗传系谱，说明其遗传方式和特点，并写出各成员可能具有的基因型。

3. 在某些非洲的群体中，镰状细胞贫血症的发病率为1/100。已知该病为常染色体隐性遗传病，请问该群体中杂合子的频率是多少？

4. 简述半乳糖血症的主要临床症状和发病机制。

参 考 答 案

一、名词解释

1. 动态突变是指在基因组中串联重复的三核苷酸序列随着世代的传递而拷贝数逐代增加的突变方式。

2. 细胞周期是指连续分裂的细胞从一次有丝分裂结束到下一次有丝分裂完成所经历的整个过程。

3. 末端缺失是指染色体发生一次断裂后，不带有着丝粒的片段丢失。

4. 遗传异质性指表现型相同而基因型不同的现象。

5. 位于一对同源染色体相同位点上的不同形式的基因称为等位基因。

6. 遗传负荷是指在一个群体中由于致死或有害基因的存在而使群体适合度降低的现象。

7. 遗传性酶病指由于基因突变导致酶蛋白缺失或酶活性异常所引起的遗传性代谢紊乱。它又称先天代谢缺陷。

8. 抑癌基因是一类存在于正常细胞基因组中，能够拮抗癌基因的作用，即抑制细胞无限增殖和迁移，同时促进细胞分化的基因。

9. 基因治疗是指运用DNA重组技术设法修复患者细胞内有缺陷的基因，使细胞恢复正常功能，以达到治疗疾病的目的。

10. 产前诊断又称出生前诊断和宫内诊断，是通过直接或间接的方法对胎儿是否患有遗传病作出诊断的过程。

二、选择题

1. B   2. E   3. B   4. C   5. B   6. E   7. D   8. D   9. B
10. C   11. E   12. D   13. E   14. C   15. E   16. A   17. A   18. C
19. A   20. B   21. B   22. C   23. E   24. C   25. B   26. E   27. E
28. B   29. C   30. B

三、填空题

1. 核

2. 16

3. 某男性其染色体总数为46条，但其中的3号染色体q21和q25同时发生断裂，两断点之间的片段倒转后重接，形成了一条臂内倒位的染色体。

4. 延迟显性

5. 遗传因素

6. 1/1 000

7. 错误配对

8. 结构

9. 家族性癌

10. 生化检查

四、简答题

1. 嵌合体是同时含有两种或两种以上不同核型细胞系的个体。如某人体内既有46,XX的细胞；又有45,X的细胞，此人即为嵌合体的个体。嵌合体包括数目畸变嵌合体和染色体结构畸变嵌合体。

如果在卵裂的过程中发生染色体的不分离或丢失以及结构畸变就会造成嵌合体的产生。因为在有丝分裂过程中，如果发生染色体不分离，分裂的结果将形成一个单体型细胞（亚二倍体）和一个三体型细胞（超二倍体）；如果发生染色体丢失，分裂结果将产生一个单体型细胞（亚二倍体）和一个二倍体细胞，所以卵裂早期发生染色体不分离或丢失，将导致数目畸变嵌合体的产生。此外，如果卵裂早期发生染色体的断裂及断裂后的异常重接，可造成染色体结构畸变嵌合体的产生。

2.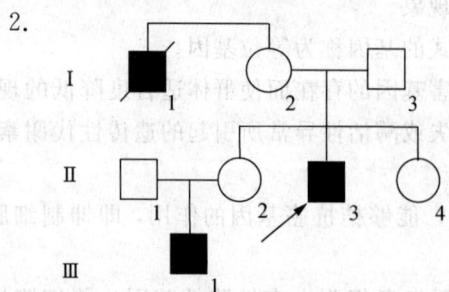

(1) 此病症属于XR，患者多为男性，男性的致病基因由携带者母亲传来，系谱呈不连续传递。

(2) 以 X^a 代表致病基因，X^A 代表正常基因

$I_1: X^aY$，$I_2: X^AX^a$，$I_3: X^AY$

$II_1: X^AY$，$II_2: X^AX^a$，$II_3: X^aY$，$II_4: X^AX^A$ 或 X^AX^a

Ⅲ$_1$：X^{a}Y

3. 镰状细胞贫血症为 AR。

设：a 为致病基因，A 为正常基因；A＝p，a＝q

正常人基因型 AA，携带者基因型 Aa，患者基因型 aa

aa＝q^2＝1/100

q＝0.1

p＝1－0.1＝0.9

Aa＝2pq＝2×0.1×0.9＝0.18

4. 半乳糖血症患者对乳糖不耐受。婴幼期哺乳后呕吐、腹泻，继而出现白内障、肝硬化、黄疸、腹水、智力发育不全等。

典型的半乳糖血症患者由于半乳糖-1-磷酸尿苷转移酶基因（9p13）缺陷，使该酶缺乏，导致半乳糖和 1-磷酸半乳糖在血中累积，部分随尿排出。1-磷酸半乳糖在脑组织累积可引起智力障碍；在肝累积可引起肝损害，甚至肝硬化；在肾累积可致肾功能损害而呈蛋白尿和氨基酸尿。半乳糖在醛糖还原酶作用下生成半乳糖醇，可使晶状体渗透压改变，使水分进入晶体，影响晶状体代谢而致白内障。血中半乳糖升高会抑制糖原分解成葡萄糖，出现低血糖。本病为 AR 遗传方式。

（梁红业）